全国中医药行业高等教育"十三五"创新教材

云南省普通高等学校"十二五"规划教材

中医食疗养生学

（供中医学、中西医临床医学、针灸推拿学、康复治疗学、中药学及相关专业用）

主　编　秦　竹

张　胜

中国中医药出版社

·北　京·

图书在版编目（CIP）数据

中医食疗养生学/秦竹，张胜主编.—北京：中国中医药出版社，2017.10（2022.11重印）

全国中医药行业高等教育"十三五"创新教材

ISBN 978 – 7 – 5132 – 4382 – 7

Ⅰ.①中…　Ⅱ.①秦…　②张…　Ⅲ.①食物疗法 – 中医学院 – 教材　②食物养生 –
中医学院 – 教材　Ⅳ.①R247.1

中国版本图书馆 CIP 数据核字（2017）第 226439 号

中国中医药出版社出版

北京经济技术开发区科创十三街 31 号院二区 8 号楼
邮政编码　100176
传真　010 – 64405721
三河市同力彩印有限公司印刷
各地新华书店经销

开本 787×1092　1/16　印张 11.25　字数 250 千字
2017 年 10 月第 1 版　2022 年 11 月第 3 次印刷
书　号　ISBN 978 – 7 – 5132 – 4382 – 7

定价　39.90 元
网址　www.cptcm.com

如有印装质量问题请与本社出版部调换（010–64405510）
服务热线　010 – 64405510
购书热线　010 – 89535836
微信服务号　zgzyycbs

微商城网址　https://kdt.im/LIdUGr
官方微博　http://e.weibo.com/cptcm

天猫旗舰店网址　https://zgzyycbs.tmall.com

全国中医药行业高等教育"十三五"创新教材

云南省普通高等学校"十二五"规划教材

《中医食疗养生学》编委会

主　　编　秦　竹　张　胜

副 主 编　陈文慧　熊洪艳　马凤丽　吴施国

编　　委　（以姓氏笔画为序）

王　伟　王　臻　王进进　卞　瑶

冯　苪　阮圣翔　吴礼龙　张庆芝

张顺贞　邰先桃　郭拯妮　凌　娴

覃　丝　舒义雄　籍　莉

编写说明

中医食疗养生学是中医学伟大宝库中的一个重要组成部分，丰富的食疗养生经验在漫长的历史长河中在中华民族的生存健康与繁衍中发挥着不可低估的作用。食疗养生具有"取材方便，简便廉效，形式多样，方法独特、辨证施食"等特点，疗效卓著，既汲取前人诸家食疗养生理论和方法之精华，突出中医食疗养生的特点，又有机地融入中医食疗养生的现代研究成果，注重对中医食疗养生的作用机理进行阐释，是当今中医药研究的一个重要领域，目前在大多数中医药院校中均开设有中医食疗养生学相关课程。

国务院办公厅印发的《中医药健康服务发展规划（2015—2020 年)》明确指出，促进中医药健康服务发展的重要任务之一是要"大力发展中医养生保健服务"，包括规范中医养生保健服务，开展药膳食疗，为居民提供融中医健康监测、咨询评估、养生调理、跟踪管理于一体，高水平、个性化、便捷化的中医养生保健服务，为中医食疗养生学的发展指明了方向。因此，编写《中医食疗养生学》教材具有现实意义和社会意义。

本教材按照科学性、创新性、先进性和实用性的要求进行编写，注重将中医食疗与中医养生有机融为一体，突出因材施教、因人施教的教育教学理念，体现中医药院校中医食疗养生学的教学特点，符合中医药人才培养目标的需要，并为培养全科医学生奠定良好的基础。

本教材分为总论与各论，总论（共六章）介绍中医食疗养生的概述、发展简史、基本理论、主要内容、基本原则、禁忌等。各论（共四章）介绍常用食物性味功用（分为蔬菜类、水果类、肉蛋类、水产类、谷豆类、佐料类、坚果类）、体质食疗养生、药膳养生（分为药粥养生、药酒养生、药茶养生、药菜养生、药糖养生、药饭养生）、云南民族食疗养生等。

为进一步提高本教材的编写质量，有利于教学，我们殷切希望广大师生在教学过程中不断提出宝贵意见，以便不断修正与完善。

《中医食疗养生学》编委会
2017 年 7 月

目 录

第十章 云南民族食疗养生简介

上篇 总论

第一章 中医食疗养生概述 ▷▷▷▷

第一节 食疗概述

人以食为本，民以食为天。对于人类来讲，食物熟悉而重要，人离不开食物，就如同离不开空气和阳光一样。《现代汉语词典》对食物的解释是"可以充饥的东西"。此种解释尽管在一定程度上也揭示出食物的某些本质，但远远不能概括出我们对食物的全部理解。唐代医学大家孙思邈在《备急千金要方》中强调："安身之本，必资于食……不知食宜者，不足以存生也。"说明食物与养生有着密切联系。

食疗又称食物疗法，是利用食物来影响机体各方面的功能，使其获得健康或防治疾病的一种方法。食疗是中医药学的重要组成部分。以食疗为基础的药膳、药粥、药酒、药茶、药饭等，都是食疗的组成部分。食疗不仅在防治疾病和病后康复方面起到重要作用，并且对儿童的生长发育、妇女的美容养颜、老人的抗衰延年有着很好的促进作用。

一、食疗与人各个生理阶段的关系

食物对优生、优育和青少年成长有着重要影响。魏晋南北朝时期的医家徐之才阐述了食物与优生的密切关系。他说，"妊娠一月名始胚，饮食精熟，酸羹受御，宜食大麦，毋食腥辛，是谓才正"，"妊娠二月名始膏，无食辛臊"，"妊娠四月，始受水精，以成血脉，食宜稻粳，羹宜鱼雁，是谓盛血气，以通耳目而行经络"等。的确，在妊娠期间，如果母体从食物中摄入的蛋白质、热量不足，会造成胎儿发育不良。现代研究也发现，多种先天性营养缺陷主要是母体在妊娠期间对铁、铜、锌、钙、碘及其他微量元素摄入缺乏所造成。佝偻病就是很典型的一个例子。古代医家强调妇女怀孕期间，要适当多吃鱼、肉、蛋、鸡、鸭、新鲜蔬菜、水果，食物要以可口、清淡为宜，反对过食生

冷、油腻、辛辣之品，否则会助湿生热，可致胎动不安，新生儿则多发疮疡。

对于婴幼儿的食物摄入，古代医家也积累了宝贵的经验，如"宁饥勿饱""乳勿过量""半年以后宜陈米稀粥，十月以后渐与稠粥烂饭""周岁断乳"等。对于婴儿的喂养首先要强调以母乳为主，期间母体更要注重食物营养的摄入，应该选择含高蛋白、高热量、维生素丰富的食品。

儿童时期生长发育迅速，对营养摄入的要求也高。中医认为，脾胃为后天之本，因此在食物的选择上，特别要注意健脾强胃，可以多选用鸡蛋、猪瘦肉、猪骨、谷芽、山药、山楂等。同时要注意避免一些妨碍脾胃运化的食物。

青壮年时期生机旺盛、精力充沛，对食物的摄入更应注意营养。首先要养成良好的饮食习惯，不能因工作学业繁忙而过饥过饱。其次，由于生活紧张或压力过大，可能造成心脾不足或心肾亏虚，此时除了加强食物营养外，还可以选择服用一些具有养心安神功效的食物如百合、莲子、枸杞等，或者具有补肾养心功效的食物如灵芝、猪腰、鱼鳔等。

老年时期就要注重抗衰延年益寿，对食物的摄入更要注意。由于正气逐渐虚衰，脾的运化、肾的封藏功能日益不足，此时更宜通过食物的摄入以达到滋补强壮的目的，可选用的食物有胡桃肉、黑芝麻、枸杞、蜂蜜、海参等。

二、药食同源

自然界中有食物，有药物，还有既做食物也做药物的药食两用品。根据人们不同的体质或不同的病情，选用具有一定保健作用或治疗作用的食物，通过合理的烹调加工，成为具有一定色、香、味、形及疗疾效能的美味食品。也可在中医药理论指导下，将药物与食物相配伍，采用独特的烹调技术制成特殊食品，称之为"药膳"。两者可合称为饮食疗法或食物疗法。成书于战国时期的《黄帝内经》是我国第一部医学理论著作，其中的《素问·脏气法时论》说："毒药攻邪，五谷为养，五果为助，五畜为益，五菜为充。气味合而服之，以补精益气。"说明古代人民很早以前就认识到，除了用药物来防治疾病外，还可以充分利用谷、果、肉、菜等食物以营养身体、补益精气，从而抵抗疾病、保障健康。

从唐代王冰的注解中可以知道：五谷为粳米、小豆、麦、大豆及黄黍，五果为桃、李、杏、栗、枣，五畜为牛、犬、羊、猪、鸡，五菜为葵、藿、薤、葱、韭。也就是说，这些是属于谷类、豆类、果品类、禽肉类、蔬菜类的食物。

"五谷为养"，养是营养、补养的意思。谷物和豆类是养育人体之主食。谷类中含淀粉最多，蛋白质次之。人体所需80%左右的热能和50%左右的蛋白质为谷类食物所提供。同时，谷类食物还是B族维生素的主要来源。而豆类中蛋白质含量高，其氨基酸又以人体需要的赖氨酸为多，此外还含有不饱和脂肪酸、磷脂等。谷类和豆类食物所含蛋白质均为植物性蛋白，而谷类缺少赖氨酸，豆类缺少蛋氨酸，因此谷类和豆类同食，可以大大提高营养价值。

"五果为助"，助是辅助、帮助的意思。果品类食物富含维生素、纤维素、糖类和有机酸、无机盐等，可以生食，且能避免因烧煮破坏其营养成分。同时，果品含有水分较多，也是人体十分需要的。有些果品若饭后食用，还能帮助消化。

"五畜为益"，益是有益、增益的意思。禽肉类食品多为高蛋白、高脂肪、高热量，而且含有人体必需的氨基酸，是人体正常生理代谢及增强机体免疫力的重要营养物质。因此，古人将禽肉类食品称为"血肉有情之品"，其补养作用比草木类食品为强，能增补五谷主食营养之不足，是平衡饮食食谱的主要辅食。

"五菜为充"，充是充养、补充的意思。蔬菜类食品含有多种微量元素、维生素、纤维素等营养物质，有增食欲、助消化、补营养、防便秘、降血脂、降血糖等作用，故对人体的健康十分有益。

三、食疗与其他疗法的关系

食疗既可以单独发挥治疗作用，又可以与药物疗法、针灸疗法、推拿疗法等结合，作为中医治疗的综合性措施而起到重要作用，在中西医结合治疗中也可以作为重要方法而发挥较好的疗效。

食疗在日常生活中又与烹调等技术结合在一起，制作成各种形式，为人们所喜爱，从而达到保健目的。另外，在营养学的研究中，中医食疗包括了中国古代的营养学，上至宫廷，下至民间，已广为人们所认可。

例如，食疗中药膳的范围有：

1. 药菜

药菜以食物和药物的原汁和原味为主，适当佐以辅料调整其色、香、味。例如虫草鸭子、黄芪汽锅鸡、荷叶粉蒸肉等。在民间有许多这样的菜肴，混称药膳，其实这是狭义的药膳。

2. 药饭

这是一类由谷物、某些食物及药物一起制成的饭、糕、饼、包子、馒头等主食或点心。例如山药糕、乌骨鸡饭、枣仁饼等。

3. 药粥

药粥是由米谷和适量的中药，再加入一定比例的水煮成的粥食。例如：绿豆粥、薏苡仁粥、黄芪粥等。

4. 药酒

将选择好的药物加入酒内，浸泡一定时间即成药酒。例如：当归酒、三七酒、三蛇酒等。

5. 药茶

采用滋补或治疗作用的食物与某些中药加工成汤、饮、乳、露、汁、浆、水等饮类剂型，称为药茶。例如：午时茶、西洋参茶、金银花露、酸梅汤、五汁饮等。

6. 药糖

药糖为采用滋补或治疗作用的食物与某些中药加工并配入糖（白砂糖、赤砂糖、冰糖、饴糖、蜜糖）而成。例如：梨膏糖、枇杷糖等。

第二节　养生概述

所谓"养"，即保养、调养、补养之意；所谓"生"，有生命、生存、生长之意。简而言之，养生就是保养生命。具体来说，养生就是根据生命发展的规律，采取的能够保养身体、减少疾病、增进健康、延年益寿的手段，以及所进行的保健活动。

中医药在养生文化方面积累了丰富的经验。中医药养生是以传统中医药理论为指导，遵循阴阳五行生化收藏之变化规律，通过各种方法颐养生命、增强体质、预防疾病，对人体进行科学调养，从而延年益寿、保持生命健康活力的一种医事活动。中医药养生重在整体性和系统性，目的是预防疾病，不治已病而治未病。

中医药养生是中国传统文化的瑰宝。中医养生主要包括经络养生、体质养生、气功养生、运动养生、房事养生、情志养生、睡眠养生、环境养生、起居养生、膳食养生、顺时养生、四季养生、娱乐养生、部位养生、药物养生、沐浴养生、减毒养生、静神养生等内容。中医学把人身最重要的物质与功能活动概括为精、气、神，认为这是生命之根本，是维持人体整个生命活动的三大要素。古人认为，养生之法莫如养性，养性之法莫如养精，精充可以化气，气盛可以神全，神全则阴阳平和，脏腑协调，气血畅达，从而保证身体的健康和强壮。所以精、气、神的保养是最重要的内容，为人体养生之根本。

中医学的养生观包括天人合一、阴阳平衡、身心合一三大法宝。

第一，天人合一的养生观。中医认为，天地是个大宇宙，人身是个小宇宙，天人是相通的，人无时无刻不受天地的影响。所以中医药养生强调天人一体，养生的方法随着四时的气候变化，寒热温凉，做适当的调整。

第二，阴阳平衡的健康观。阴阳平衡的人就是最健康的人，养生的目标就是求得身心阴阳的平衡。身体所以会生病是因为阴阳失去平衡，造成阳过盛或阴过盛，阴虚或阳虚，只要设法使太过的一方减少，太少的一方增加，使阴阳再次恢复原来的平衡，疾病自然就会消失于无形了。所以，中医药养生高度强调阴阳平衡，健康一生。

第三，身心合一的整体观。中医药养生注重的是身心两方面，不但注意有形身体的锻炼保养，更注意心灵的修炼调养，身体会影响心理，心理也会影响身体，两者是一体的两面，缺一不可。

第二章　中医食疗养生学发展简史 ▷▷▷▷

第一节　食疗养生的起源

中医食疗养生学的学术思想和长期积累的实践经验是中医药学的重要组成部分。

《淮南子》曰："古者民茹草饮水，采树木之实，食蠃蚌之肉。"饮食是人类赖以生存的物质基础。先民们在长期的生活和生产实践中，发现许多食物既可饱腹充饥，又能治病疗疾，因而有"药食同源"之说。《淮南子》还记载："神农尝百草之滋味，水泉之甘苦，令民知所避就。当此之时，一日而遇七十毒。"这里所说的"毒"就是指包括食物、药物和毒物的天然品。

《礼纬含文嘉》中记述："燧人氏始钻木取火，炮生为熟，令人无腹疾，有异于禽兽。"可见，先民们已经知道食物可以火烧或者煮食服用，逐渐在长期的劳动生产实践中懂得一些保健和营养知识。火的应用使人们开始能吃熟食，提高了食物的利用率，扩大了食物的来源；由于熟食中营养成分的改变，改善了人类的营养状况；燔生为熟，起到了消毒灭虫，防止胃肠疾病和寄生虫病的作用，由此大大提高了古代人民的身体素质和健康水平。

随着火的利用，能被人利用的食物品种日益增多，烹调技术便受到重视。汤液始于伊尹的传说由此产生。伊尹为商汤的宰相，擅长烹调。《资治通鉴》曰："伊尹佐汤伐桀，放太甲于桐宫，悯生民之疾苦，作汤液本草，明寒热温凉之性、苦辛甘咸淡之味、轻清重浊、阴阳升降、走十二经络表里之宜，今医言药性，皆祖伊尹。"有了较为丰富的食物和火，就可以加以烹调，配制为各种汤液。在《吕氏春秋·本味篇》中，记载了伊尹和商汤的谈话，就提及许多烹调问题，其中的"阳朴之姜，招摇之桂"说明姜桂既是调味佳品，也是发汗解表的常用药物。

《战国策》载："帝女令仪狄作酒而美，进之禹。"夏商时期，酿酒活动十分发达，从殷商遗址中发掘出来的青铜器中，有很多是酒器。酒既是一种饮料，又对人体具有多种医疗保健作用，是食药兼用之品。人民在发酵水果的过程中发现酒的制作，渐渐懂得酒"善走窜"，能"通血脉""行药势""御寒气"，若将药物置于酒中浸制，既可借助酒势使药力迅速布达全身，又可取其溶解之力，制造多种药酒，故又有"酒为百药之长"之谓，进一步丰富了饮食保健的内容。

在《山海经》一书中，记载药品116种，其中植物52种，动物61种，矿物3种，其中不少既是食物，又是药物。书中更有许多关于食物治病的记载，如"何罗之鱼……

食之已痛"、"有鸟焉……名曰青耕，可以御疫"等。在长沙马王堆汉墓出土的《五十二病方》中，食物类药品占四分之一，如乳汁、蜜、猪脂、牛脂、食盐等。而书中所记载的50多种疾病，有一半左右可以进行食疗。

在奴隶制社会的周代，生产力得到较快发展。当时统治阶级为了保护他们的健康和调制适宜的饮食，开始设置食医和食官以专司其事。"食医"与"疾医""疡医""兽医"一起构成周代医政制度的四大分科，并排在诸医之首。《周礼·天官》记载："食医，中士二人……掌和王之六食、六饮、六膳、百羞、百酱、八珍之齐。"食医专管调和食味，其任务是根据当时帝王的身体状况，随时调配膳食，选用注意营养，防止疾病。可见当时已将食疗提到很高的地位，且逐渐成为专业。

第二节　食疗养生的形成

一、秦汉时期

秦汉时期，食疗养生也从长期的实践经验积累，发展成为一门纳入正规医疗保健行政制度的学科，并从理论上加以总结，食疗养生理论体系已初步形成。该时期对食疗养生学的认识有以下几个特点：①对于具有治疗作用的食物较多地记载在医学著作中，说明这些食物的药用价值已被认识。②对于食物的治疗作用认识得比较深入，在食物配伍的宜忌、服用时间的宜忌上都积累了宝贵经验，为后来食物治疗的广泛运用打下了基础。③在食物治疗基础上进一步与药物相结合形成药膳，并有较多运用，对后世药膳的进一步发展产生了重要影响。

1. 《黄帝内经》

《黄帝内经》约成书于战国时期，是我国现存最早的一部医著。书中对饮食养生和饮食治疗做了较系统的论述，确定了明确的原则和实施的方法。指出饮食的五味必须调和，如果饮食过量或者偏嗜可以致病，如《素问·痹论》谓："饮食自倍，肠胃乃伤。"《素问·生气通天论》则曰："阴之所生，本在五味，阴之五宫，伤在五味。是故味过于酸，肝气以津，脾气乃绝；味过于咸，大骨气劳，短肌，心气抑；味过于甘，心气喘满，色黑，肾气不衡；味过于苦，脾气不濡，胃气乃厚；味过于辛，筋脉沮弛，精神乃殃。是故谨和五味，骨正筋柔，气血以流，腠理以密。如是则骨气以精，谨道如法，长有天命。"是说若能五味调和，饮食合宜，则健康能获保证，寿命就长。《灵枢·五味》道："脾病者，宜食秔米饭、牛肉、枣、葵；心病者，宜食麦、羊肉、杏、薤；肾病者，宜食大豆黄卷、猪肉、栗、藿；肝病者，宜食麻、犬肉、李、韭；肺病者，宜食黄黍、鸡肉、桃、葱。"主张常人应全面膳食，如《素问·脏气法时论》中说："五谷为养，五果为助，五畜为益，五菜为充，气味合而服之，以补精益气。"提倡将药治要与食疗结合起来。尤其在应用猛药时，要注意饮食成分的全面完整。书中还指出一些饮食调理、饮食宜忌、饮食卫生等方面的具体方法。《黄帝内经》中所载13首方剂，食疗方占6首。因此，《黄帝内经》的问世为食疗养生学的发展奠定了理论基础。

2.《神农本草经》

秦汉时期本草学中所载药物日见增广。《神农本草经》是我国现存最早的一部药学著作。在《神农本草经》中，已载有不少有相当药用价值的食物，如属上品的有薏苡仁、枸杞、胡麻、萝卜、藕实茎、大枣、瓜子、葡萄、酸枣、橘柚、海蛤、鲤鱼胆等，属中品的有百合、梅实、龙眼、粟米、赤小豆、黍米、酸浆、海藻、干姜、蟹等，属下品的有杏仁、桃仁、杨桃、羊蹄等。书中对食疗食物的功效、主治、用法、服食法等都有一定的论述，对促进食疗养生学的发展起到了重要的作用。

3. 张仲景《伤寒杂病论》

东汉杰出医学家张仲景著有《伤寒杂病论》。该书所述的食疗内容体现在下列三个方面：第一，确定食疗的原则是辨证择食、辨证配膳，书中确立的辨证论治原则对食疗的具体运用有重要的指导价值。第二，采用不少食物、食疗方用以治病，如猪肤汤、当归生姜羊肉汤、百合鸡子黄汤都是典型的食疗方。第三，较为详细地论述了食禁问题。书中指出："凡饮食滋味以养于生，食之有妨，反能为害。"五脏病的食禁是：肝病禁辛，心病禁咸，脾病禁酸，肺病禁苦，肾病禁甘。还提出应注意食物相克，例如：猪肉共羊肝和食令人心闷，羊肉共生鱼、酪食之害人。关于不可食之物也有提及，例如：猪肉落水浮者，不可食；肉中有朱点者，不可食。在《金匮要略》中有"禽兽鱼虫禁忌并治"和"果实菜谷禁忌并治"两个专篇讨论了食禁的问题。

二、晋唐时期

晋唐时期，食疗养生学在前代初步形成的理论指导下，食养食疗实践和经验的积累更为广泛和丰富。该时期食疗养生学的发展有以下几个特点：①出现了食疗专著，为食疗养生学的形成开了先河。②对食疗养生的重要性，对食治、食养、食忌及如何做到合理膳食论述颇详，上升到理论，已有一定的系统性。③明确食疗和药疗的关系。食疗养生的一个重要形式，即食物和药物相结合，经过烹调加工成药膳开始引起重视。④对于食疗养生，从食物的性味出发，结合病人的体质和病情实际情况，讲究辨证论治，完全继承了《伤寒杂病论》一书的精髓，在晋唐时期医家的著作中得到反映，也为后来辨证施膳理论的形成奠定了基础。

1. 王叔和

晋代张湛《养生要集》引王叔和云："食不欲杂，杂则或有犯者，当时或无交患，积久为人作疾。"这种"食不欲杂"是中医食疗养生的一个传统观点，认为饮食的种类过多、过杂对健康不利，有较大的实用意义。

2. 葛洪《肘后备急方》

晋代葛洪的《肘后备急方》对食疗应用比较广泛，且载有不少具有实用价值的内容。他在"治风毒脚弱痹满上气方第二十一"中指出："脚气之病，先起岭南，稍来江东，得之无渐，或微觉疼痹，或两胫小满，或行起忽弱，或小腹不仁，或时冷时热，皆其候也。不即治，转上入腹，便发气，则杀人。"此处的"脚气"从现在看来是缺乏维生素 B_1 所致。故在治疗上，他提出："取好豉一升，三蒸三曝干，以好酒三斗，渍之三宿可饮，随人多少。欲预防，不必待时，便与酒煮豉服之……豉，是大豆所制，以酒浸泡后服，或以酒煮食后服用。"此外，还有独活酒方，酒煮大豆、小豆，或用羊乳、牛乳、鲫鱼等，这些食物都含有丰富的维生素 B_1，是治疗脚气病的有效方法。书中还记载治疗咳嗽用梨去核捣汁加其他药物用；下乳用鳖甲炙后为散服，再喝蜜水；治大腹水肿可吃小豆饭，饮小豆汁，食鲤鱼；治水病可用青雄鸭煮食饮汁，或用小豆与白鸡煮熟食滓、饮汁。书中所载"食禁"有 3 个专篇，即"治食中诸毒方""治防避饮食诸毒方""治卒饮酒大醉诸病方"，讲到"白羊不可杂雄鸡""羊肝不可合乌梅及椒食""生鱼目赤，不可作脍""鳖目凹者不可食""李子不可合鸡子及临水食之""天门冬忌鲤鱼"等，这些内容具有重要的研究价值。

3. 陶弘景《本草经集注》

梁代陶弘景的《本草经集注》将《神农本草经》的三品分类法发展为自然属性分类法，将药物分为玉石、草木、虫兽、果、菜、米食及有名未用药七大类，其中米食、果、菜、虫兽类药有 195 种，大多为食疗药物。较之《神农本草经》增加不少常用食物，如昆布、海藻、大麦、猪悬蹄等。在分症用药中，将常用的食用药物进行了实用归类，如在伤寒药中载有生姜、葱白，在大腹水肿通用药中载有昆布、海藻、苦瓜、小豆、大豆、鲤鱼等。

4. 孙思邈《备急千金要方》

唐代孙思邈所著的《备急千金要方》和《千金翼方》中记载了不少食疗养生的内容。他的学术思想是：以食疗病，节制饮食，养老延年。《备急千金要方》中第二十六卷为"食治"专篇，是现存最早的食疗养生专篇。他强调以食治病，认为"夫为医者，当须先洞晓病源，知其所犯，以食制之，食疗不愈，然后命药"，"安身之本，必资于食"，"不知食宜者，不足以存生也"，"是故食能排邪而安脏腑，悦神爽志，以资血气。若能用食平，释情遣疾者，可谓良工"。他把食疗作为治疗疾病的首选方法。在"食治"的序论中，提到饮食卫生、食物的四气五味所主、所治及饮食禁忌等多方面的问题，具有十分重要的实用价值。除序论外，分果实、菜蔬、谷米、鸟兽虫鱼四门来叙述，对于以食治病来说具有很高的指导作用。书中列出许多食疗方，例如用动物肝脏（如牛肝、羊肝、猪肝、鸡肝等）治疗雀盲，用母猪蹄、鲤鱼、鲫鱼下乳以治疗妇人的"乳无汁"，用海藻、昆布、海蛤治疗瘿瘤，用羊肉汤方、猪肾汤方、羊肉黄芪汤方、鹿肉汤方治疗妇人产后身体羸弱等。此外，尚有茯苓酥、杏仁酥等药膳方剂，反映了食疗在当时应用很普遍。该书对于老年养生、妇幼养生、四时养生等也多有论述，例如对老年人如何通过食养和食疗提出了一系列原则，明确指出在饮食上要做到清、淡、温、软、简，而禁忌腻、厚、生、冷、杂，特别要注意"咸则伤筋，酢则伤骨，故每学淡食"，"勿饮浊酒"，"勿食生菜、生米、小豆、陈臭物"，"常宜清轻甜淡之物，大小麦面、粳米等为佳"。至于合理安排饮食，更需注意，"须知一日之忌，暮无饱食，一月之忌，晦无大醉"，"美食须热嚼，生食不粗吞"。

5. 孟诜《食疗本草》

唐代孟诜在孙思邈《备急千金要方》的基础上，广搜民间之所传、医家之所创，加以己见，撰辑《食疗本草》，成为我国第一部食疗专著。该书集食物药物于一书，共收食物 227 种，不仅重视食物的营养价值，而且特别重视食物的治疗作用，详细介绍了食物的性能、配伍、功效、禁忌、加工、烹调方法，以及进食原则等。

6. 王焘《外台秘要》

唐代王焘所撰《外台秘要》载有 6000 余首方剂，有关食疗的内容非常丰富，如用杏仁煎方治疗气嗽，用生姜汁合白蜜方或干姜加杂面为烧饼熟食方治疗寒痢，用赤小豆取绞汁饮之法治疗卒下血，用谷皮煮粥防治脚气病等。该书对于"食禁"方面的论述也颇为丰富，在许多疾病的治疗方药之后都谈到"食禁"，如治咳嗽方忌生姜、生蒜或海藻、菘菜、咸物，治痔疮方忌鱼肉、鸡肉、酒等。这些从实践中总结出来的经验至今为临床常用。

此外，唐代咎殷著《食医心鉴》，以食疗方为主，共列有 15 类食方。南唐陈士良著《食性本草》，载食医诸方及五时调养脏腑之术，对食疗做了较为系统的总结。

三、宋元时期

从宋代开始到元代近 400 年间，中医药学得到长足发展，从皇帝到百姓，从宫廷御医到民间医生，对食疗养生学的发展都十分重视，以饮食治病防病非常普遍，且有进一步提高和完善。特别是在宋代，由于当时医书的大量刊印，加之国家药局即"太平惠民和剂局"的建立，为食疗养生学的发展提供了有利条件。该时期食疗养生学的发展有以下几个特点：①在医家的著作中记述了大量的食疗方药，且越来越得广泛运用，或者制成药膳，深受患者欢迎，并取得较好疗效。②《饮膳正要》的问世，反映了食疗养生学在这一时期无论是在理论上，还是在实践上，已经日趋成熟。③作为食疗学内容之一的食养受到普遍关注，为饮食保健理论的形成奠定了重要基础。

1.《太平圣惠方》

宋代王怀隐等集体编撰的《太平圣惠方》为官修的一部大型方书。全书 100 卷，其中第 96、97 卷专列食治门，共收方 160 首，记载 28 种疾病都有食治方法。该书将食疗保健的作用总结为"病时治病，平时养身"，所述的食疗内容体现在下列三个方面：第一，用粥、羹、饼、茶等，即食物加入药物制成药膳治疗疾病，如食治咳嗽诸方、食治风热烦闷诸方、食治风邪癫疾诸方、食治中风诸方。第二，用粥较广泛突出，如治水肿用黑豆粥、鲍鱼粥，治咳嗽用杏仁粥等。第三，取纯用食物治疗的食治方，如治疗中风心脾热的粱米粥方，治疗小便频数的羊肺羹等。该书所载的食用方和药膳类型对后世食疗影响很大。

2.《圣济总录》

宋代的《圣济总录》也是一部大型的官修方书。书中专设食治一门，约 285 首食疗方，治疗包括诸风、伤寒后诸病、虚劳、吐血、消渴、腹痛、妇人血气、妊娠诸病、产后诸病、耳病、目病等 29 种病证。膳食的制作上，在《太平圣惠方》的基础上又增加了酒、散、饮、汁、煎、饼、面等各种制作方法。又较多加入药物而制成药膳，如用乌鸡酒治疗中风背强口噤，用白蜜饮治疗吐血，用绿豆汁方、胡豆汁方、麦豆饮治疗消渴。书中食疗方之剂型变化非常适合人的口味和需要，而且可以充分发挥作用，如用新桃叶、白面两种，以水和匀，薄切为常食煮熟，空心淡食的桃花面方，治疗肠内胀病，大便燥结不通。又如取苋米，熟水淘，捣罗如做米粉法，以枣肉、乳汁拌和，作成如蒸饼大，依法煮熟，随性食之的苡米饼方，用治虚劳补益。食治门中的内容，分析非常清楚，有病、有症、有法、有方，还有饮食禁忌。如桃花面方后载有"三五日内，忌热毒炙煿"，苡米饼方后载有"夏有用粉不得留经宿，恐酸坏"。

3. 陈直《寿亲养老新书》

宋代陈直撰《寿亲养老新书》，是一本老年疾病治疗保健学著作。该书对老人的食疗贡献甚大。强调老人尤应注重饮食养生，以食治病为养老之大法，强调"节制饮食，调治疾病"的学术思想。论述了食疗在老年病中的重要性，"主身者神，养气者精，益精者气，资气者食。食者生民之天，活人之本也"，"其高年之人，真气耗竭，五脏虚弱，全仰饮食，以资气血"。书中以动物及脏器为食物予老人食养，彰显其一大特色。书中载有食疗方剂 169 首，而且以动物及脏器治疗者有 79 首。其继承了孙思邈的观点，十分推重牛乳，认为"牛乳最宜老人，平补血脉、益心、长肌肉，令人身体康健、润泽、面目光悦、志不衰"。此外，书中还记载了部分用于妇儿的食治方，如鲤鱼粥治妊娠胎动，鲍鱼羹治产妇乳汁不下，扁豆粥治小儿霍乱等。

4. 忽思慧《饮膳正要》

元代宫廷御医忽思慧著《饮膳正要》一书，是我国一部有名的营养学专著。全书共 3 卷，附有插图 20 多幅，图文并茂，继承了食、养、医结合的传统，体现了实用性、大众性和科学性。

其实用性表现在书中记述食物 203 种，分米谷、兽、禽、鱼、果、蔬和料物 7 类，详细地叙述每一种食物的性、味、有毒无毒及效用，特别是果品和菜品较多，如胡桃、枣、柿子、梨、桃、木瓜、葡萄、葱、蒜、冬瓜、黄瓜、萝卜、胡萝卜等。

其大众性则体现在非常讲究配膳，容易为广大群众所接受。书中介绍了汤、羹、浆、煎、油、茶、烧饼、包子、馒头、粥、面等的制作，如第二卷"诸般汤煎""食疗诸病"中的木瓜煎、樱桃煎、金橘煎、枸杞煎、清茶、荔枝膏等。书中对所载各种食品，均详述其制作方法、烹调细则，实属难能可贵。

其科学性反映在书中论述的饮食营养、饮食卫生习惯、健康观点和采取的措施，与现代饮食营养学阐述的内容是完全一致的。如列若干专题：养生避忌、妊娠食忌、乳母食忌、饮酒避忌、四时所宜、五味偏走等。书中明确提出："虽饮食百味，要其精粹，审其有补益助养之宜，新陈之异，温凉寒热之性，五味偏走之病。若滋味偏嗜，新陈不择，制造失度，俱皆致疾。可者行之，不可者忌之。如妊妇不慎行，乳母不忌口，则子受患。若贪爽口而忘避忌，则疾病潜生而中，不悟百年之身而忘于一时之味，其可惜哉！"关于良好的卫生习惯，书中提出"夜不可多食"，"凡食讫，温水漱口，令人无齿疾、口臭"，"凡清旦，盐刷牙，平日无齿疾"。此外，书中阐述的"服药食忌""食物相反""食物利害""食物中毒"等见解也颇具指导价值。

此外，宋代娄居中撰有《食治通说》1 卷，重视调理脾胃，强调"食治则身治"。元代吴瑞所著的《日用本草》也是一部有价值的食疗专著，书中共列食物 540 余种，分为 8 门，对食治方药记述颇多。金元时期著名医家张从正的《儒门事亲》、李东垣的《脾胃论》、朱丹溪的《格致余论》等著作也记述了一系列的食疗方药和使用注意，内容十分丰富。

四、明清时期

明清时期，食疗养生学的发展逐渐成熟，从理论到实践已经初步形成了一门独立的学科。一方面名医辈出，另一方面出现了不少食疗专著。该时期食疗养生学的发展有以下几个特点：①以"药食同源"为依据，在阴阳五行学说指导下，从整体观念出发，详细地记述食物的效用。②辨证食治已经比较具体地见于这一时期的著作中。③食疗养生学与临床学科紧密联系在一起，在疾病的预防、治疗和康复过程中起到重要作用，有的是药物无法替代的。④在中医老年医学领域中，明清时期的著作内容渐趋完整，根据老年特点，对食疗方或膳食的方式已经总结出一套行之有效的经验。

1. 李时珍《本草纲目》

明代李时珍所著的《本草纲目》共52卷，载药1892种，其中不少是食物。而且在分类学上较以前本草书前进了一步，共分16部，62类，分类有纲有目。对食疗养生学的发展产生的重要影响表现在以下几方面：第一，收集的食物资料丰富，仅谷、菜、果部就有200余种，虫、介、禽、兽部有400余种。第二，保存了不少有关食疗养生的佚文，以及引用其他有关食疗专著的内容，如《孙真人食忌》《延年秘录》《食医心镜》《日用本草》《食性本草》《食物本草》等。第三，收集大量的食疗方法，如"百病主治药"的卷三、卷四部分记载了大量内容。在"痢"病虚寒证下有秫米、丹黍米、粳米、白扁豆、扁豆花、糯谷、山药、大蒜、生姜、浮麦、麦面、小麦粉，以及蜀椒、胡椒、鲤鱼、鲫鱼、乌鸡骨、牛乳、牛肝、羊乳、羊脂、羊肝、羊肾、猪肝、猪肠等数十种食物。此外还有药粥、健身酒类等，内容极其丰富。

2. 龚廷贤《寿世保元》

明代龚廷贤所著的《寿世保元》中，着重阐述了饮食不节的危害性。他指出："谷肉菜果中，嗜而欲食之，心自裁制，勿使过焉，则不伤其正矣，或有伤于食者，必先问其人。或因喜食而多食之耶？或因饥饿而急食之耶？或因人勉强劝而强食之耶？或因病后宜禁之物而误食之耶？如因喜食得之，当先和其胃气，胃气素强，损谷自愈，消导耗气之药不必服也。如因饥饿得之，当先益其胃气，胃气强，所伤之物自消导矣……""善养生者养内，不善养生者养外。养内者以恬脏腑，调顺血脉，使一身之流行冲和，百病不作。养外者恣口腹之欲，极滋味之美，穷饮食之药，虽肌体充腴，容色悦泽，而酷烈之气内蚀脏腑，精神虚矣，安能保合太和，以臻遐龄。庄子曰：人之可畏者，衽席饮食之间而不知为之戒，过也。"

3. 高濂《遵生八笺》

明代高濂所著的《遵生八笺》是一部养生学专著。书中设"饮馔服食笺"，详尽介绍和叙述了丰富的饮食品种，饮食类型共12大类，品种达550余种，其中汤类32种，粥类35种。书中强调了食疗养生"制而用之"的原则，指出"饮食，活人之本也"，"故饮食近则谷气充，谷气充则血气盛，血气盛则筋力强"，"人于日用养生，务尚淡薄，勿令生我者害我，俾五味得为五内贼，是得养生之道矣"，"制而用之有法，神而明之在人，择其可饵，录之以为却病延年之助"。这里反复强调了节制饮食的重要性，这也是食疗和保健的重要一环。书中主张"饮食清淡"，认为"人食多以五味杂之，未有知正味者，若淡食，则本自甘美，初不假外味也"，这也是食养的重要原则之一。

4. 王孟英《随息居饮食谱》

清代王孟英所著的《随息居饮食谱》是一部指导食疗养生的专著。书的前序中谓："人以食为养，而饮食失宜或以害身命。""颐生无玄妙，节其饮食而已。食而不知其味，已为素餐；若饱食无数，则近于禽兽。"强调了食养、调节饮食对生命的重要性。本书共载食物等 340 味，论述其性味、主治、烹制甚详。

5. 曹庭栋《老老恒言》

清代曹庭栋所撰的《老老恒言》共 5 卷。前四卷为老年人日常起居寝食养生方法，在参考前人经验的基础上，结合自己的养生实践经验，提出自己的观点。第五卷论述粥，并系统将粥分为上中下三品。在老年养生中重视保护脾胃的功能，认为"少食以安脾"，"粥食应养脾"，"食物有三化：一火化，烂煮也；一口化，细嚼也；一腹化，入胃自化也。老人惟借火化，磨运易即输精多"。书中记载粥谱 100 余种，从择米、择水、火候到食候等都有论述，如莲肉粥、藕粥、胡桃粥、杏仁粥等，均可供老年人食养或食疗选用。

此外，明代医家徐春甫编撰的《古今医统大全》详细记载了药膳的烹制方法。吴禄辑的《食品集》是一部食疗专书，分上下两卷，并分谷部、果部、菜部、兽部、禽部、虫鱼部、水部共计 7 部，以及附录的五味所补、五味所伤、五味所走、五脏所禁、五脏所忌、五脏所宜、五谷以养五脏、五果以助五脏、五畜以益五脏、五菜以充五脏、食物相反、服食忌食、妊娠忌食等内容。清代医家沈李龙所著的《食物本草会纂》将药物分为水、火、谷、菜、果、鳞、介、禽兽等 10 部，收集食物药 220 种，记其性味、主治及附方等，另载有救荒方、食物宜忌、有毒及解毒、食物调摄、病机赋、药性赋等内容。费伯雄撰有《费氏食养三种》，即《食鉴本草》《本草饮食谱》及《食养疗法》，尤以"食养疗法"一词为费氏首先明确提出。黄鹤辑的《粥谱·附广粥谱》共载药粥方 200 多个，成为现存的第一本药粥专著。

第三节　食疗养生的现代研究

近现代，食疗养生学得到进一步发展，现已作为一门学科，在理论和应用方面日臻成熟。

近年来，关于食疗养生的著作出版有科普性、丛书性、专著性三种类型。由顾奎勤等人编著的《家庭药膳》，秦竹编著的《给你的太太吃什么》《舌尖上的中医》等，是食疗养生的普及读物。谢永新等编著的《中医食疗学》则是丛书，分为《百病饮食治疗》《实用食疗方精选》《中医营养学》《养生食疗菜谱》等分册。又如沈家麒等主编的《中医食疗丛书》，除结合现代营养学论述多种食品的营养和食疗外，还对各种疾病的饮食疗法进行详细的论述。施杞、夏翔主编的《中国食疗大全》则为食疗养生方面的专著。在以现代营养学为主要研究对象的论著中也或多或少地吸取了中国古代饮食养生和饮食治疗的内容，如集体编写的《科学饮食强身大全》，就集营养知识、多种人群的膳食和营养、饮食防病治病、古代养生法、滋补食品与药膳等方面之大成。

食疗养生学在现代临床上也得到广泛应用。除防治疾病外，较多地用于康复上。从各地医家应用的经验来看，结合古代文献，现在可以系统总结辨证食疗的内容了，包括内科、外科、妇科、儿科及耳鼻咽喉口腔等科的疾病。这些食疗方法与药物疗法、针灸疗法、推拿疗法等一起成为防治疾病、保健强身不可缺少的手段。

作为食疗养生学组成内容之一的药膳更为现代人们所重视。由彭铭泉编著的《中国药膳大全》更明确提出了食疗学科的分支——药膳学。概括其研究方向可分为四个分支——药膳配药学、药膳炮制学、药膳烹调学、药膳管理学。

食疗养生学的研究一定要与相关学科紧密结合。其中与古代中医文献结合，可以形成中医食疗养生文献学，专门将历代有关食疗养生的文献加以整理、归类。与现代临床学科相结合，可以形成中医临床食疗养生学，针对临床各科疾病，研究食疗方法和饮食宜忌。与饮食行业相结合，可以形成中医药膳制作学，对提高饮食服务行业的业务水平很有帮助。总之，中医食疗养生学具有实用性，易为人们接受，易于进入市场产生经济效益，具有广阔的发展前景。

第三章　中医食疗养生基本理论 ▷▷▷▷

第一节　食物性味

按照中医学理论，应根据不同的病、证对食物进行选择。因此把握好食物的四气、五味极为重要，根据脏腑功能的偏盛偏衰，以及同气相求的理论选择食物，才能熟练地驾驭食疗养生，做到有的放矢，增强防病治病的疗效。

一、食物的四气

食物有"四气"，即寒、热、温、凉。"四气"又称"四性"，主要依据食物被人食用后引起的反应而定。通常将食物的四气分为温热和寒凉两大类，以及介于四气之间而无明显偏颇的平性。

温热食物大多具有温中、助阳、散寒、活血、通脉之功，可以减轻或消除寒性病证或瘀血，扶助人体阳气，适于体质虚寒者或冬令季节食用。如羊肉、牛肉、鸡肉、鸽肉、红糖、小茴香、葱、姜、韭菜、大蒜、辣椒、胡椒、荔枝、桂圆等。

寒凉食物大多具有清热、解毒、泻火、滋阴、生津之功，可以减轻或消除热性病证，养护人体的阴液，适于体质偏热者或暑天食用。如苦瓜、黄瓜、丝瓜、萝卜、魔芋、银耳、猪肉、鸭肉、绿豆、甲鱼、海带、甘蔗、香蕉、梨、西瓜等。

平性食物的作用缓和，无明显副作用，应用范围较广。如南瓜、土豆、山药、香菇、胡萝卜、黑木耳、莲子、蜂蜜、粳米、玉米、黄豆、豌豆、白糖、鸡蛋、鲈鱼等。

二、食物的五味

食物还有"五味"：酸（涩）、苦、甘（淡）、辛、咸。"五味"主要是根据食物本来的滋味而划分的。不同味的食物具有不同的作用。

酸味食物如柠檬、乌梅、杨梅、山楂等，富含有机酸，具有收敛固涩、生津止渴、涩精止遗之功，多用于肝气升发太过、虚汗、久泻久痢、遗精遗尿等病证，但过食易致痉挛。

甘味食物如大枣、糯米、甘蔗等，富含糖类，具有补虚和中、健脾养胃、滋阴润燥、缓急止痛之效，多用于防治脾胃虚弱、气血不足、阴液亏耗等病证，但过食则壅塞气机。

苦味食物如苦瓜、莲子心、苦杏仁等，多含生物碱、苷类、苦味质等，具有清热燥湿、泻下降逆之力，多用于热性体质或热性病证、肿瘤、便秘等，但过食则骨重。

辛味食物如生姜、八角、辣椒、花椒、大蒜、洋葱、韭菜、茼蒿等，大多含有挥发油，具有散寒、行气、活血之功，多用于感冒、气滞、血瘀、湿滞、痰阻等病证，但过食则有气散和上火之弊。

咸味食物如食盐、河蟹、海带、紫菜等，含钠盐较多，具有软坚、散结、润下之效，多用于治疗肿瘤、便秘等，但多食可致血凝。

五味之外，还有淡味、涩味。一般将淡味与甘味并列，即"淡附于甘"，而将涩味与酸味并列，即"涩附于酸"。淡味食物具有渗湿、利尿的功效，涩味食物具有收敛、固涩的作用。

第二节　食物配伍

为了增强食物的食疗效果，补充营养作用，常常把不同的食物搭配在一起使用，称为食物配伍。食物配伍较之单一食物有更大的食疗价值和更广的适应范围。食物之间或食物与药物通过配伍，由于相互影响，原有性能会发生变化，可以产生不同的配伍关系，包括相须、相使、相畏、相杀、相恶、相反等配伍关系。

一、相须、相使

相须、相使，是指性能基本相同或某一方面性能相似的食物互相配合，能够不同程度增强原有食疗功效。如菠菜猪肝汤，菠菜与猪肝皆可养肝明目，通过配伍可使此功效增强。又如当归生姜羊肉汤中，温养气血的羊肉与补血止痛的当归配伍，可增强补虚散寒止痛的力量；生姜亦可助其温里除寒的功效，同时还可去除羊肉的腥膻味以增强其可食性。

二、相畏、相杀

相畏、相杀，是指两种食物同用时，一种食物的毒性或副作用能被另一种食物降低或消除。前者对后者来说是相畏，而后者对前者来说是相杀。如紫苏能解鱼蟹中毒，大蒜能预防蘑菇中毒等。

三、相恶

相恶是指两种食物同用时，一种食物能使另一种食物的原有功效降低甚至丧失。如莱菔子能减弱人参的补气之力。

四、相反

相反是指两种食物同用时，能产生毒性反应或明显的副作用。如古籍载有蜂蜜反生葱、柿反蟹等。

在食疗养生的实际应用中，食物相须、相使的配伍关系既能增强功效，又能提高可食性，正是食疗养生所希望达到的效果，应充分加以利用。相畏、相杀的配伍关系对于使用少数有毒副作用的食物是有意义的。而相恶、相反的配伍关系则会减弱食物的功效甚至产生毒副作用，对于食疗养生是不利的，应当避免使用。

第四章　食疗养生主要内容 ▷▷▷▷

食疗养生的内容综合起来有以下五个方面，即食疗有养、食膳以疗、辨证食治、食饮有节和食饮宜忌。

一、食疗有养

食疗有养是食疗养生中的一个重要内容。它主要分析食物的性味、成分，可以对人体起到哪些营养作用，从而可以指导人们在生活中或在病理情况下如何择食以养。清代医家黄宫绣在《本草求真》中说，"食物虽为养人之具，然亦于人脏腑有宜不宜"，"合则于脏腑有益，而可却病卫生；不合则于人脏腑有损，而即增病促死"。因此，根据历代有关食疗专著及本草书籍所记述，可将食物分为谷类、豆类、瓜类、蔬菜类、果品类、水产类、禽蛋类、虫兽类等，每一类中逐一分析每种食物的四气、五味和所含有的成分。《神农本草经》中说"疗寒以热药，疗热以寒药"，选择食物亦当如此。凡属寒性或凉性的食物，食后能起到清热泻火甚或解毒的作用；凡属热性或温性的食物，食后能起到温中、除寒、补虚的作用。当然也有性质平和的食物，其作用也较缓和。

二、食膳以疗

食膳以疗是指将食物经过烹调加工制作成美味佳肴，让人选择而起到营养保健和治疗作用。食膳有菜肴、汤汁、糕点、米粥、罐头等，此种良药不苦口，观之形美，食之味佳，与其他治疗方法有异曲同工之妙。从作用来区分，食膳可以分为：①治疗疾病类，包括有解表、泻下、清热、祛寒、祛湿、消积、补益、理气、理血、安神、化痰止咳等作用的食膳；②保健强身类，包括具有健身、美容、康复等作用的食膳；③抗衰益寿类，包括具有补益元气、扶助肾气、调整气血阴阳平衡等作用的食膳。

三、辨证食治

由于"药食同源"，在治疗疾病的过程中，始终要遵循辨证论治的精神，因此对于食疗同样应该根据辨证论治的要求，进行辨证食治。

在辨证食治中，应该根据中医理论，对每一病证，以其不同病机进行分析，再在不同病机基础上，归纳主要症状，确立不同治疗方法，从而有针对性地选择食疗方药。

辨证食治的内容有辨别证候、分析症状而进行食治，另外还包括辨证与辨病相结合，对现代临床上的常见疾病，通过中医辨证来择用相应的食疗方药。

四、食饮有节

元代医家罗天益在《卫生宝鉴》中提道："食物无贪于多，贵在有节。"食饮有节，这是指定时、定量和良好的卫生习惯。《饮膳正要·养生避忌》曰："故善养性者，先饥而食，食勿令饱；先渴而饮，饮勿令过。食欲数而少，不欲顿而多。"显然，这种少食多餐，食之七八分的方法，也十分适合胃炎、溃疡病的患者，还适合于重病、术后或老年脾胃元气亏损者。如何掌握各种疾病患者和不同年龄的食饮有节，从营养要求出发，这是一个十分宽泛的问题。

良好的卫生习惯包括饮食卫生和饮食者的卫生。对于饮食卫生，东汉《伤寒杂病论》就已讲道"秽饭、馁肉、臭鱼，食之皆伤人"，告诫人们腐败不洁的食物、变质的食物不宜食用，食之有害。而饮食者的卫生内容更为丰富，大部分养生家都有所阐发，如华佗说："动摇则谷气得消，血脉流通，病不得生，譬如户枢，终不朽也"，"饱食则卧，乃生百病"。

五、食饮宜忌

食疗养生必须讲究食饮宜忌。一方面要知道食之有益的食物，另一方面也应懂得食之有害的食物。

宜，从营养学角度，是指人们所需要的食物中含有哪些营养，而患病时如何防治疾病，促进及早康复，如何合理地给予营养。

忌，主要指忌口。饮食忌口为古今医家所重视。当然，忌还包括食物与食物配伍、食物与药物配伍的禁忌。

第五章　食疗养生基本原则 ▷▷▷▷

食疗养生的基本原则包括：整体观念、辨证施食、调运脾胃、食药结合等。

一、整体观念

人与自然是一个统一的整体。自然界的一年之中有四季变换，而人的生理活动也会随之变化。应用食疗就应该随着不同的气候而因时制宜。如春天阳气升发，高血压病人容易发病，此时不宜过食辛热动火的食物，以防止血压升高、大便燥结，可以择用绿色清淡的蔬菜及荸荠、鸭梨之类的水果。冬天是万物收藏的季节，阴气盛极，阳气潜伏，当择用补益作用较强的食物，或者制成药膳，如八珍鸡饭、狗肉粥、虫草红枣炖甲鱼等。元代的忽思慧在《饮膳正要》中就提道："春气温，宜食麦以凉之；夏气热，宜食菽以寒之；秋气燥，宜食麻以润其燥；冬气寒，宜食黍以热性治其寒。"

除了四季对人体的影响外，还有地理、环境、生活习惯，都不同程度地影响着人们的生理、病理，影响疾病的发生和发展，故必须要综合考虑。例如，南方湿热较盛，宜经常食用薏苡仁等利湿的食物；北方较为寒冷，宜经常食用鹿肉等温补的食物。又如，阳虚体质的人，宜食用羊肉、荔枝等温热助阳的食物；阴虚体质的人，宜食用枸杞、银耳等滋阴润燥的食物。总之，食疗养生要讲究因时、因地、因人制宜。

中医强调阴阳、五行。食疗是利用具有药理作用的食物与药物配合进行调治，从而使人体的阴阳保持或恢复平衡状态，提高健康水平。木、火、土、金、水五行之间的生克乘侮在食疗养生中得到应用。通过五行调控，促进人体机能正常有序。例如，银耳色白属金，肺以降为顺也属金，故银耳可补肺；黑木耳色黑属水，肾主藏精主水，故黑木耳可补肾。

中医的藏象学说在食疗养生中应用更为普遍。人体的外在表现可以在一定程度上反映内部的生理变化，故可据此择用适宜的食疗方法，从而达到恢复健康的目的。如大肠传导无力，可致排便困难，而肠道传导无力又多与肺气虚弱、肃降无权相关，故可食用生梨清水润肺，通过肺与大肠互为表里的关系，达到治疗便秘的作用。

二、辨证施食

在中医学辨证论治思想的指导下，食疗养生也强调辨证施食。疾病发生发展的全过程是动态变化的，一种疾病可受病因、体质、年龄、气候、地域或发展阶段等因素的影响，而表现为不同的证候。所谓辨证施食，是指根据不同的病证来择用食物。如阳虚畏寒者，宜食羊肉等壮阳温补的食物；阴虚火旺者，宜食银耳、黑木耳等滋阴的食物；外感风寒者，可食用生姜等温散的食物；热盛者，宜食用西瓜、苦瓜等清热的食物；饮食积滞者，可食用山楂、萝卜等消食导积的食物。

在具体应用时，更应结合不同的临床表现来辨证施食。如同为虚证，气虚者宜食用糯米、山药、牛肉等以补气，血虚者宜食用龙眼肉、桑椹以补血。同为咳嗽患者，感受风寒宜食用葱白粥，感受燥邪则宜食用百合粥。辨证施食，能调节机体的脏腑功能，促使气血阴阳趋向平衡、稳定。

三、调运脾胃

脾胃功能正常对人体有着重要的作用。脾主运化，胃主受纳，脾主升清，胃主和降。脾胃消磨水谷，赖此以滋生气血，故为后天之本。脾胃的功能正常，则消化正常、气血调畅、五脏安和，人体就能健康长寿。历代医家均重视脾胃对人体的重要作用。正如古人所说："谷气者，譬国家之饷道也。饷道一绝，则万众立散。胃气一败，则百药难施。"

食疗养生必须通过脾胃的运化功能方能起到防病治病的作用。因此，健全脾胃的生理功能非常重要。在食疗中用于调补健运脾胃的食物或药膳也很多，如糯米、粟米、谷芽、大枣及茯苓粥、山药粥等。

四、食药结合

食疗养生的一个重要方面就是食物和药物结合运用，经过烹调制作成美味可口的膳食，寓药于食，寓性于味。这种色、香、味、形皆美的食品，供人们享用，可达到治病、保健和强身的目的。例如《金匮要略》所收载的当归生姜羊肉汤，既是良药妙方，但又是美味佳肴。民国时期的医家张锡纯在《医学衷中参西录》中亦指出食物"病人服之，不但疗病，并可充饥，不但充饥，更可适口。用之对症，病自渐愈，即不对症，亦无他患"。

第六章 食疗养生禁忌 ▷▷▷▷

不同食物具有一定的偏性，因此在食疗养生中应严格遵循辨证施食等原则，根据具体情况有针对性地选择相应的食物。如果食物选用不恰当，不但于养生治病无益，反而会对人体造成一定的伤害。在某种情况下，某些食物不能食用，否则会导致机体出现偏差，甚至引起病变，这就是通常所说的"忌口"，这是食疗养生中应重视的一个问题。以下将从病中忌口、胎产禁忌、配伍禁忌等方面加以说明。

一、病中忌口

病中忌口是指在患病过程中有不宜食用或禁用的食物。例如，寒证患者应忌食生冷寒凉的食物，热证患者应忌食温燥香辣的食物，水肿患者应忌食过咸的食物，消渴患者应忌食糖及含糖高的食物，心脑血管疾病患者应忌食肥甘厚味、动物内脏等，皮肤过敏、哮喘患者应忌食鱼虾海鲜等腥膻发物，失眠患者应忌食浓茶、咖啡等饮品。

二、胎产禁忌

妇女胎前产后饮食应当有别。怀孕期间，由于胎儿发育所需的营养要求较高，母体的阴血相对不足，而阳气则相对偏于亢盛，故凡辛香温燥的食物应当忌用，这就是所谓的"产前宜凉"。若妊娠恶阻，呕吐反应较明显者，则更应注意忌食油腻及不易消化的食物。娩出胎儿后则应考虑到产后母体具有多虚多瘀的特点，即气血有不同程度的耗伤而成虚寒状态，同时多兼瘀血停滞，故凡寒凉、酸收、发散的食物应当忌用，这就是所谓的"产后宜温"。

三、配伍禁忌

食物既可以单独使用，有时也可以搭配在一起使用，既能增强功效，又能提高可食性。但有些食物是不宜配合在一起使用的，否则会减弱食物的功效甚至产生毒副作用，这就是配伍禁忌。据文献记载，葱与蜂蜜、柿子与螃蟹、鳖与苋菜等都属于配伍禁忌。但需注意的是，古人对某些食物配伍禁忌经验性认识成分较多，应辩证分析对待，尚待进一步研究。当然，对一些配伍禁忌的认识也随着时代发展而逐渐清晰。例如，菠菜与豆腐就不宜搭配使用，因为菠菜中含有大量的草酸，而豆腐中含有丰富的钙，二者共煮会形成草酸钙，食用后不仅不利于钙的吸收，反而草酸钙可能会在人体沉积形成结石，对健康造成损害。

下篇　各论

第七章　常用食物性味功用　▷▷▷▷

第一节　蔬菜类

大白菜

【性味】性微寒，味甘。

【功用】生津益胃，除烦解渴，利尿通便，化痰止咳，清肺泻热。

【适应证】肺胃有热，肺燥咳嗽，口渴心烦，小便不利，大便干结，丹毒漆疮，牙龈肿痛。

【现代应用】急性支气管炎、慢性支气管炎、蜂窝织炎、口腔溃疡、习惯性便秘等。

【营养成分及作用】含有丰富的膳食纤维、多种维生素、蛋白质和钙、锌、磷等矿物质，含微量元素硒、锌、钼，具有一定的促生长发育、促进伤口愈合及抗肿瘤作用。白菜中的膳食纤维能促进肠蠕动，增进食欲，有通便作用。

【用法】凉拌、绞汁、炖、炒等。

【使用注意】①忌食未腌透的大白菜和隔夜的熟白菜；②脾虚胃寒、腹泻者忌多食。

【文献摘要】

《唐本草》："菘菜，不生北土。其菘有三种：有牛肚菘，叶最大厚，味甘；紫菘，叶薄细，味小苦；白菘，似蔓青也。"

《食疗本草》："白菜，发诸风冷，有热人食之，亦不发病，即明其性冷。本草云温，未解。"

小白菜

【性味】性平微寒，味甘。

【功用】清热除烦，健胃消食，通利肠胃，止咳利尿。

【适应证】肺热咳嗽，小便不利，大便干结，纳呆食少，丹毒漆疮。

【现代应用】口腔溃疡、佝偻病、支气管炎、习惯性便秘、蜂窝织炎等。具有缓解精神紧张的功能。考试前多吃小白菜，有助于保持平静的心态。有利于预防心血管疾病，降低患癌症危险性，有助于荨麻疹的消退。

【营养成分及作用】所含营养成分与大白菜相近，其中钙的含量较高，几乎等于大白菜含量的 2~3 倍，对维生素 D 缺乏（佝偻病）有一定的防治作用。

【用法】绞汁、凉拌、煮汤、爆炒等。

【使用注意】脾胃虚寒者不宜多食。

【文献摘要】

《食经》："白菜，味甘，少冷，无毒。"

韭 菜

【性味】性温，味辛、微甘。

【功用】温阳补肾，暖胃补脾，温中通便，解毒化瘀。

【适应证】腰膝酸痛，阳痿遗精，早泄尿频，痛经闭经，白带量多，大便秘结，跌打损伤，毒虫蜇伤。

【现代应用】痛经、闭经、性功能障碍、不孕不育、慢性前列腺炎、习惯性便秘、软组织损伤等。

【营养成分及作用】含有碳水化合物、脂肪、蛋白质、磷、钙、铁、B 族维生素、β-胡萝卜素、维生素 C 等。含有丰富的纤维，可促进肠蠕动，有通便作用。含有挥发油，具有增强消化、增进食欲、抑菌杀菌的作用。

【用法】绞汁、凉拌、煮粥、炒食等。

【使用注意】①不宜久炒、久煎；②消化不良者慎用；③痈疽疮肿、皮肤病及阴虚火旺者忌食。

【文献摘要】

《本草纲目》："韭，叶热根温，功用相同，生则辛而散血，熟则甘而补中。入足厥阴肝经，乃肝之菜也。"

《本经逢原》："韭，入足厥阴，下散血积，生用治死血留于胃口作痛，及妇人经脉逆行，打扑损伤，捣汁和童便饮，然须善食便实者宜之。"

芹 菜

【性味】性凉，味甘、辛。

【功用】泻热平肝，降气化痰，利水止带，安神定志，消肿解毒，美白护肤。

【适应证】素体热盛，目赤头痛，烦热燥渴，痄腮疮毒，痰多呕逆，水肿尿赤，带下量多，月经不调，失眠多梦。

【现代应用】高脂血症、高血压病、肥胖症、动脉粥样硬化、神经衰弱、习惯性便秘、宫颈炎、皮肤粗糙、黄褐斑、痛风等。

【营养成分及作用】富含碳水化合物、蛋白质、B 族维生素、胡萝卜素、磷、钙、铁、钠等。叶茎中含佛手苷内酯、芹菜苷和挥发油等有效成分，具有降血脂、降血压、防治动脉粥样硬化的作用。所含芹菜甲素有一定的改善记忆、保护脑细胞、抗脑缺血、防治中风的作用。芹菜中的膳食纤维具有促进消化、通便的作用。

【用法】绞汁、凉拌、炒菜、煎汤等。

【使用注意】不宜久炒、久煎。

【文献摘要】

《本草纲目》："旱芹，其性滑利，故洪舜俞赋云：烈有椒桂，滑有堇榆。一种黄花者有毒杀人，即毛芹也。"

《陕西草药》："芹，祛风，除热，散疮肿。治肝风内动，头晕目眩，寒热头痛，无名肿毒。"

菠　菜

【性味】性凉，味甘。

【功用】泻热通便，补血养阴，疏肝理气，止咳润肠。

【适应证】风火赤眼，头痛目眩，跌打损伤，消渴便秘，阴血亏虚。

【现代应用】贫血、维生素 C 缺乏症、夜盲症、痔疮、慢性胰腺炎、便秘、肛裂、糖尿病、肺结核、高血压病等。

【营养成分及作用】含有丰富的维生素 A、维生素 C、胡萝卜素、蛋白质，以及铁、钙、磷等矿物质，含有大量的植物膳食纤维，能促进胰腺分泌，帮助消化，促进肠道蠕动，利于排便；所含的胡萝卜素能维持正常视力和上皮细胞的健康，促进儿童生长发育。

【用法】绞汁、炒、煮等。

【使用注意】肠胃虚寒、大便溏薄、尿路结石、肾功能不全患者不宜多食或忌食。

【文献摘要】

《本草从新》："菠菜，古本草皆言其冷，今人历试之，但见其热，不觉其冷。"

《本草纲目》："菠菜，通血脉，开胸膈，下气调中，止渴润燥。根尤良。"

莴　苣

【性味】性寒，味甘、苦。

【功用】健脾消食，利尿通便，清热凉血，通气通乳，解虫蛇毒。

【适应证】脘腹胀满，纳呆食少，乳房胀痛，产后缺乳，便血尿血，大便秘结。

【现代应用】功能性消化不良、产后缺乳、乳腺炎、泌尿系感染、痔疮、虫蛇咬伤、糖尿病、缺铁性贫血等。

【营养成分及作用】含有较多的烟酸及丰富的无机盐、维生素。烟酸是胰岛素的激活剂，有利于改善糖代谢功能。含有微量元素铁、锌，对缺铁性贫血有一定的防治作用。莴苣中的钾离子含量丰富，有利于调节体内盐的平衡。

【用法】凉拌、炒、煮等。

【使用注意】寒性体质、眼疾、痛风、泌尿系结石患者不宜食。

【文献摘要】

《本草衍义》："莴苣，今菜中惟此自初生便堪生啖，四方皆有。多食昏人眼，蛇亦畏之。"

《本草拾遗》："莴苣，利五脏，通经脉，开胸膈。"

蕹菜（空心菜）

【性味】性微寒，味甘。

【功用】凉血泻热，除湿利尿，解毒消肿。

【适应证】痔疮便血，热痢便秘，痈疮疔肿，湿疹丹毒，小儿胎毒，食物中毒，带状疱疹。

【现代应用】痔疮、痢疾、虫蛇咬伤、中暑、泌尿系感染、肾盂肾炎、泌尿系结石、肾结核、前列腺炎、糖尿病、菌类中毒等。

【营养成分及作用】含丰富的维生素、微量元素、纤维素、钾、钙、胡萝卜素等。有助于增强体质，防病抗病；所含纤维素可增进肠道蠕动，加速排便；含有胰岛素样成分，有降低血糖的作用；含有叶绿素，有润泽皮肤，清齿防龋的作用。

【用法】炒食、煮粥。

【使用注意】本品性寒滑利，故体质虚弱，大便溏泄、脾胃虚寒者不宜多食。

【文献摘要】

《本草求真》："蕹菜（专入肠胃），按书别无所论，惟言气味甘平，干柔如蔓，中空如葱，以之横地，节节生根。"

卷心菜

【性味】性平，味甘。

【功用】健胃止痛，补肾强骨，填髓健脑。

【适应证】胃痛牙痛，咽喉疼痛，蚊虫叮咬，外伤肿痛，耳聋健忘，发育迟缓。

【现代应用】急性咽炎、消化性溃疡、糖尿病、贫血、小儿发育迟缓、记忆力减退、虫咬皮炎等，还能预防感冒等。

【营养成分及作用】富含维生素 C、维生素 E、β-胡萝卜素、叶酸和钾等，具有很强的抗氧化及抗衰老作用。富含维生素 U，能缓解胃及十二指肠溃疡引起的疼痛并促其溃疡面的愈合。富含叶酸，对孕妇、儿童、青少年及贫血有一定的补益作用。含有大量硬质膳食纤维，能增强肠蠕动，有利于食欲的恢复和大便的通畅，含有植物杀菌素，具有抑菌消炎的作用。

【用法】凉拌、生食、炒、煮。

【使用注意】脾胃虚寒、泄泻及小儿脾弱者不宜多食。

【文献摘要】

《本草纲目》："甘蓝，亦大叶冬蓝之类也。"

《本草拾遗》："甘蓝，补骨髓，利五脏六腑，利关节，通经络中结气，明耳目，健人，少睡，益心力，壮筋骨。"

荠 菜

【性味】性凉，味甘。

【功用】清热明目，凉血止血，健脾利湿，宽肠通便。

【适应证】目赤肿痛，妇女崩漏，吐血咳血，热淋尿血，胃脘疼痛，湿热痢疾，肢体浮肿，大便秘结。

【现代应用】产后出血、功能性子宫出血、泌尿系感染、乳糜尿、肠炎、胃溃疡、高血压病、肺结核、干眼病、夜盲症、便秘等。可预防麻疹。

【营养成分及作用】含有丰富的维生素 C、胡萝卜素、蛋白质、钙等。含类似麦角胺样成分，有催产素样作用，对子宫有一定的刺激收缩作用。含有纤维，有助于消化和宽肠通便的作用。

【用法】凉拌、煎汤、炒食、做菜馅。

【使用注意】便溏者慎食。

【文献摘要】

《本草纲目》："荠有大小数种，小荠叶花茎扁，味美，其最细小者名沙荠也。大荠科叶甚大，而味不及；其茎硬有毛者，名菥蓂，味不甚佳。又云：明目，益胃。"

茼 蒿

【性味】性平，味辛、甘。

【功用】养心安神，消食健胃，润肺化痰，通便化浊。

【适应证】夜寐不安，食积不化，咳嗽咯痰，大便秘结。

【现代应用】失眠、消化不良、支气管炎、习惯性便秘、高血压病等。

【营养成分及作用】富含维生素 A、维生素 C、β－胡萝卜素；含有特殊香味的挥发油，有助于增加食欲，有帮助消化的作用；所含膳食纤维有助肠道蠕动，促进排便的作用；含有多种氨基酸、脂肪、蛋白质及较高量的钠、钾等矿物盐，能调节体内水液代谢，消除水肿；含有一种挥发性的精油，以及胆碱等物质，具有降血压和促进大脑发育的作用。

【用法】凉拌、煮汤、炒食。

【使用注意】脾胃虚弱的人不可久服。

【文献摘要】

《本经逢原》："同蒿气浊，能助相火，禹锡言多食动风气，熏人心，令人气满。《千金》言安心气，养脾胃，消痰饮，利肠胃者，是指素禀火衰而言，若肾气本旺，不无助火之患。"

芫荽

【性味】性温,味甘。

【功用】发汗透疹,祛风解毒,消食健胃,利尿通便。

【适应证】麻疹不透,食欲不振,胸膈满闷,恶心呕吐,外感风邪。

【现代应用】感冒、麻疹、急慢性胃炎等。

【营养成分及作用】富含维生素 C、β-胡萝卜素、B 族维生素及丰富的矿物质,如钙、磷、铁、镁等。其挥发油含有正葵醛、甘露醇、芳樟醇和壬醛等,具有增加唾液分泌,促进肠胃蠕动,增进食欲的作用;含有烟酸,能够抗糙皮病,扩张血管,促进血液循环,降血压的作用;所含苹果酸钾能促进血液循环。

【用法】炒食、佐料。

【使用注意】麻疹已透或虽未透出而热毒壅滞者不宜食用。

【文献摘要】

《本草纲目》:"胡荽,辛温香窜,内通心脾,外达四肢,能辟一切不正之气,故痘疮出不爽快者,能发之。诸疮皆属心火,营血内摄于脾,心脾之气得芳香则运行,得臭恶则壅滞故尔。按:杨士瀛《直指方》云,痘疹不快,宜用胡荽酒喷之,以辟恶气。若儿虚弱及天气阴寒,用此固妙。如儿壮实及春夏晴暖阳气发越之时,加以酒曲助虐,以火益火,胃中热炽,毒血聚蓄,则变成黑陷矣,不可不慎。"

《医林纂要》:"芫荽,补肝,泻肺,升散,无所不达,发表如葱,但专行气分。"

大蒜

【性味】性温,味辛、甘。

【功用】健胃消食,温中理气,解毒杀虫。

【适应证】饮食积滞,脘腹冷痛,白秃癣疮,痢疾泄泻,蛔虫蛲虫,水肿胀满;外用可治疗痈疽癣虫诸疾。

【现代应用】消化不良、阿米巴痢疾、细菌性痢疾、慢性肠炎。可防治肿瘤、癌症、糖尿病、心血管疾病、高胆固醇血症等。

【营养成分及作用】含有碳水化合物、脂肪、蛋白质、钙、磷、铁、维生素 C、维生素 B_1 等。有抗菌消炎的作用,可保护肝脏,调节血糖,保护心血管,抗高脂血症和动脉硬化,抗血小板凝集所含蒜胺有助于促进脑细胞的生长发育。大蒜提取液有抗肿瘤的作用。

【用法】佐料、炒食、煮食。

【使用注意】阴虚火旺体质、口腔溃疡者忌食。

【文献摘要】

《本草衍义补遗》:"大蒜,性热善散,善化肉,故人喜食,多用于暑月。其伤脾伤气之祸,积久自见,化肉之功,不足言也。"

《本草经疏》:"葫,大蒜也。辛温能辟恶散邪,故主除风邪,杀毒气,及外治散痈肿?疮也。辛温走窜,无处不到,故主归五脏。脾胃之气最喜芳香,熏臭损神耗气,故久食则伤人。肝开窍于目，目得血而能视，辛温太过，则血耗而目损矣。总之，其功长于通达走窍，去寒湿，辟邪恶，散痈肿，化积聚，暖脾胃，行诸气。"

大　葱

【性味】性微温，味辛。

【功用】发汗解表，宣通鼻窍，定痛疗伤，催乳通乳。

【适应证】恶寒发热，鼻塞头痛，阴寒腹痛，肢体痹痛，乳汁不下。

【现代应用】感冒、鼻炎、肠炎、关节炎、缺乳、少乳等。

【营养成分及作用】含有脂肪、蛋白质、糖类、β-胡萝卜素、磷酸糖、苹果酸、维生素、钙、铁、镁及挥发性成分。所含葱素，能刺激胃液和唾液分泌，增进食欲。所含的苹果酸和磷酸糖能兴奋神经、促进血液循环。

【用法】佐料、炒食、凉拌。

【使用注意】溃疡病患者不宜多食。多汗者忌食。

【文献摘要】

《本草纲目》："葱白，除风湿、身痛麻痹、虫积心痛，止大人阳脱、阴毒腹痛、小儿盘肠内钓、妇人妊娠溺血，通奶汁，散乳痈，利耳鸣，涂猘犬毒。"

洋　葱

【性味】性微温，味甘、辛

【功用】祛风散寒，理气和中，健脾消食，温中通阳，解毒散瘀。

【适应证】外感风寒，鼻塞无汗，纳呆食积，大便秘结，虫积腹痛，创伤溃疡。

【现代应用】高血压病、高脂血症、动脉粥样硬化等心血管疾病，糖尿病，急慢性肠炎，消化不良，恶性肿瘤等。

【营养成分及作用】富含钾、维生素 C、叶酸、硒、锌、纤维素，以及特殊营养物质槲皮素，能降血压、预防血栓形成；含有植物杀菌素大蒜素等，有很强的杀菌能力，对流感病毒、感冒有一定的预防作用；能刺激胃、肠及消化腺分泌，增进食欲，促进消化；含有天然抗癌物质栎皮黄素9；含有抗糖尿病的化合物，能刺激胰岛素合成及释放。

【用法】凉拌、炒食。

【使用注意】皮肤瘙痒、胃炎及眼疾者少吃，热病患者应慎食。

竹　笋

【性味】性寒，味甘。

【功用】祛痰下气，除烦泻热，通导大便。

【适应证】痰涎壅滞，脘痞胸闷，食欲不振，形体肥胖，大便秘结，酒醉恶心。

【现代应用】支气管炎、消化不良、肥胖症、酒精中毒、习惯性便秘等。

【营养成分及作用】含有高蛋白质、低脂肪、糖类、钙、铁、磷、β-胡萝卜素、维生素 B_1、维生素 B_2、维生素 C 等。其高纤维含量能促进肠蠕动，帮助消化，增进食欲，有宽肠通便的作用，对大肠癌有一定的预防作用。

【用法】凉拌、炒食、煮食。

【使用注意】消化性溃疡、上消化道出血、肝硬化、肠炎、肾炎、泌尿系结石、低钙血症、骨质疏松、佝偻病者不宜多食。

【文献摘要】

《本草纲目》："笋，从竹、旬，谐声也。治消渴，利膈下气，化热消痰爽胃。"

茭　白

【性味】性寒，味甘。

【功用】清热利湿，催乳解毒，益肺生津。

【适应证】黄疸消渴，热淋疮疡，产后缺乳，饮酒过量，两目发赤，二便不利。

【现代应用】产后缺乳、黄疸型肝炎、酒精中毒、高血压病、便秘、泌尿系感染等。

【营养成分及作用】含有脂肪、蛋白质、糖类、维生素 B_1、维生素 B_2、维生素 E、β-胡萝卜素和矿物质等。所含豆甾醇能清除体内活性氧，抑制酪氨酸酶活性，阻止黑色素生成，软化皮肤表面的角质层，使皮肤润滑细腻。

【用法】凉拌、炒食。

【使用注意】①泌尿系结石患者不宜多食；②腹泻便溏、脾胃虚寒之人忌食。

【文献摘要】

《日华子本草》："菰叶，利五脏。"

《本草拾遗》："菰菜，去烦热，止渴，除目黄，利大小便，止热痢，解酒毒。"

莲　藕

【性味】性凉，味甘、涩。

【功用】生津止渴，活血化瘀，收敛止血。

【适应证】热病烦渴，咳血吐血，鼻衄尿血。

【现代应用】各种出血症、糖尿病、便秘等。

【营养成分及作用】富含淀粉、碳水化合物、食物纤维、蛋白质、维生素 K、维生素 C、脂肪、钙、铁、磷等多种矿物质；可促进食欲，具有增强人体免疫力的作用；所含维生素 K 和单宁酸，具有收缩血管和止血的作用。

【用法】凉拌、捣汁、煮食、炒食。

【使用注意】脾胃虚寒、腹泻便溏者不宜多食。

【文献摘要】

《本草经疏》："藕，生者甘寒，能凉血止血，除热消胃，故主消散瘀血，吐血，口鼻出血，产后血闷，罨金疮伤折及止热渴，霍乱，烦闷，解酒等。熟者甘温，能健脾开胃，益血补心，故主补五脏，实下焦，消食，止泄，生肌，及久服令人心欢止怒也。"

《本草纲目拾遗》："藕粉，大能和营卫、生津，凡一切症皆不忌，可服。"

萝卜

【性味】性凉，味甘、辛。

【功用】清热生津，消食祛痰，凉血止血，利水消肿。

【适应证】痰热咳嗽，咽喉肿痛，食积腹胀，恶心呕吐，泛吐酸水，口舌生疮，头痒屑多，鼻衄咯血，消渴口干，大便秘结，热淋石淋，小便不利。

【现代应用】急慢性支气管炎、消化不良、口腔溃疡、便秘、泌尿系结石、脚气病、胆石症等。

【营养成分及作用】含有碳水化合物、蛋白质、有机酸、维生素 C、芥子油、铁、钙、磷等。有降低血脂、软化血管的作用。含有能诱导人体自身产生干扰素的多种微量元素，有防癌、抗癌的作用；其中的芥子油和膳食纤维可促进胃肠蠕动，有助于体内废物的排出。

【用法】绞汁、煮食。

【使用注意】①不宜与人参同食；②脾胃虚寒者忌生食；③胃及十二指肠溃疡、慢性胃炎、单纯性甲状腺肿、先兆流产、子宫脱垂等患者慎食。

【文献摘要】

《本草图经》："莱菔，功用亦同（芜菁），然力猛，更出其右。断下方亦用其根，烧熟入药。"

《本草纲目》："莱菔，根、叶同功，生食升气，熟食降气。"

胡萝卜

【性味】性平，味甘。

【功用】健脾和中，养肝明目，泻热解毒，美容护肤，祛风止痒。

【适应证】脾胃虚弱，食欲不振，皮肤干燥，皮肤瘙痒，黑头粉刺，毛发苔藓，头晕目眩，视物昏花，两目干涩，迎风流泪。

【现代应用】夜盲症、营养不良、湿疹、贫血、感冒、高血压病等。

【营养成分及作用】富含糖类、脂肪、挥发油、维生素 A、维生素 B_1、维生素 B_2、β-胡萝卜素、花青素、钙、铁等。有助于增强机体免疫机制，有抗癌作用。含有维生素 A，对夜盲症和呼吸道疾病有一定的防治作用，有助于儿童生长发育。

【用法】生食、炒食、凉拌、煮食。

【使用注意】胡萝卜素为脂溶性维生素，以少许油炒吃或炖食更利于吸收利用。

【文献摘要】

《本草求真》："胡萝卜，因味辛则散，味甘则和，质重则降，故能宽中下气，而使肠胃之邪与之俱去也。"

《医林纂要》："胡萝卜，甘补辛润，故壮阳暖下，功用似蛇床子。"

土 豆

【性味】味甘，性平。

【功用】健脾和胃，益气调中，缓急止痛，通导大便。

【适应证】脾胃虚弱，脘腹疼痛，肠胃不和，大便不畅。

【现代应用】消化不良、胃炎、湿疹、烫伤，胃溃疡等。

【营养成分及作用】富含维生素 B_1、维生素 B_2、维生素 B_6、泛酸、钙、锌、磷、铁、烟酸、β-胡萝卜素和维生素 C，及大量的优质纤维素。所含纤维素能促进肠蠕动，具有一定的通便作用。含有丰富的微量元素锌，能促进儿童的生长发育和提高免疫力。含有微量元素、氨基酸、蛋白质、脂肪和优质淀粉等营养元素，有抗老防病的作用。

【用法】炒、煮、炸、炖。

【使用注意】变绿、发芽的马铃薯严禁食用。

【文献摘要】

《湖南药物志》："洋芋，补中益气，健脾胃，消炎。"

芋　头

【性味】性平，味甘、辛。

【功用】健脾和中，祛痰散结，润肠通便。

【适应证】瘰疬肿毒，水火烫伤，虫咬蜂蜇。

【现代应用】慢性胃肠炎、甲状腺肿大、虫咬性皮炎等。

【营养成分及作用】含有碳水化合物、膳食纤维、蛋白质、脂肪、β-胡萝卜素、维生素 A、维生素 B_1、维生素 B_2、烟酸、维生素 C、维生素 E、钠、钾、锌、钙、锰、镁、铜、磷、硒，以及皂苷等药用成分。所含氟含量较高，具有洁齿防龋、保护牙齿的作用。含有多种微量元素，能增强人体的免疫功能，有抗癌防癌的作用。

【用法】蒸食、煮食。

【使用注意】芋头生食有小毒，热食不宜过多，易引起闷气或胃肠积滞。

【文献摘要】

《本草拾遗》："芋头，吞之，开胃，通肠闭；产后煮食之，破血；饮其汁，止血、渴。"

《岭南采药录》："芋头，以此煮粥，研末和粥食之，能治小儿连珠病及虚病，大人亦合，并可免一切疥疮。"

山　药

【性味】性平，味甘。

【功用】健脾和中，生津益肺，美容养颜，补肾涩精，涩肠固脱。

【适应证】食少便溏，虚劳喘咳，尿频遗尿，腰膝酸软，遗精早泄，带下清稀，消渴。

【现代应用】慢性肠胃炎、慢性支气管炎、支气管哮喘、糖尿病、慢性肾炎、腹泻、性功能障碍等。

【营养成分及作用】含有葡萄糖、蛋白质、B 族维生素、维生素 C、维生素 E、皂苷、黏液质、黏液蛋白及微量元素，有降低血糖、血脂的作用，在一定程度上可防止血脂在血管壁的沉积，对心血管疾病有一定的预防作用。

【用法】炒、煮、炖。

【使用注意】感冒、大便燥结者及肠胃积滞者忌用。

【文献摘要】

《医经溯洄集》："干山药，虽独入手太阴经，然其功亦能强阴，且手太阴为足少阴之上原，原既有滋，流岂无益。"

《本草正》："山药，能健脾补虚，滋精固肾，治诸虚百损，疗五劳七伤。第其气轻性缓，非堪专任，故补脾肺必主参、术，补肾水必君茱、地，涩带浊须破故同研，固遗泄仗菟丝相济。诸凡固本丸药，亦宜捣末为糊。总之性味柔弱，但可用力佐使。"

魔　芋

【性味】性寒，味辛，有毒。

【功用】解毒消肿，活血化瘀，化痰软坚，宽肠通便。

【适应证】牙龈肿痛，咽喉肿痛，水火烫伤，闭经疝气，瘰疬痰核，损伤瘀肿，便秘腹痛，痈疖肿毒，毒蛇咬伤。

【现代应用】甲状腺肿大、便秘、烧烫伤、糖尿病、高血压病、高脂血症、肥胖症、牙周病、疟疾等。

【营养成分及作用】含蛋白质、淀粉、葡萄甘露聚糖、多种维生素和磷、钾、硒等矿物质。含有凝胶样的化学物质，具有防癌抗癌的作用。含有天然的抗菌物质，对细菌性传染病有一定的控制作用。

【用法】凉拌、炒食、煮食。

【使用注意】生魔芋有毒，必须煎煮3小时以上才可食用。

【文献摘要】

《开宝本草》："蒟蒻，主痈肿风毒。摩敷肿上。捣碎以灰汁煮成饼，五味调和为茹食，主消渴。"

青　椒

【性味】性热，味辛。

【功用】温中散寒，健胃消食，降脂减肥，预防癌症。

【适应证】寒凝腹痛，脾胃虚寒，伤风感冒。

【现代应用】便秘、肥胖症、牙龈出血、冻疮、维生素C缺乏症等。

【营养成分及作用】富含维生素C、辣椒碱、蛋白质、糖、钙、磷、铁。所含的辣椒碱有刺激胃液和唾液分泌的作用，能帮助消化，增进食欲，促进肠蠕动，防止便秘；能够防止体内脂肪积存，促进脂肪的新陈代谢，有利于降脂减肥防病；可以防治维生素C缺乏症，对牙龈出血、贫血、血管脆弱有一定的辅助治疗作用。

【用法】凉拌、炒食、煮食。

【使用注意】①眼疾患者、食管炎、胃肠炎、胃溃疡、痔疮患者应少吃或忌食；②火热病证或阴虚火旺，高血压病、肺结核、面瘫病人慎食。

红　椒

【性味】性热，味辛。

【功用】发汗解表，温中散寒，开胃消食，活血通经。

【适应证】脾胃虚寒，腹部冷感，食欲不振，食少苔腻，寒湿郁滞，身体困倦，肢体酸痛，感冒风寒，恶寒无汗。

【现代应用】冻疮、维生素 C 缺乏症、肥胖症等、白内障、心脏病、癌症。

【营养成分及作用】富含维生素 C、维生素 B_6、β–胡萝卜素、叶酸和钾，维生素 C。具有强抗氧化作用，可使体内细胞活化，具有延缓衰老的作用。可以防治维生素 C 缺乏症，对牙龈出血、贫血、血管脆弱有辅助治疗作用。

【用法】凉拌、炒食、煮食。

【使用注意】目疾、咳嗽、疮疖、阴虚火旺、出血及消化道溃疡患者忌食。

花　菜

【性味】性凉，味甘。

【功用】健脾养胃，清热生津。

【适应证】食少纳差，口干口渴，神疲乏力，发育迟缓，小便色黄，大便干结。

【现代应用】消化不良、生长发育迟缓、免疫力低下、便秘、肥胖症、恶性肿瘤、冠心病等。

【营养成分及作用】花菜含有抗氧化防癌症的微量元素，所含类黄酮可以防止感染，是最好的血管清理剂，能够阻止胆固醇氧化，防止血小板凝结成块，减少心脏病与中风的危险。

【用法】炒食、凉拌或煮食。

【使用注意】脾胃虚寒者慎用。

【文献摘要】

《本草纲目》："煎水洗痔；捣烂敷风湿痹痛；擂酒饮，止疟。"

番　茄

【性味】性寒，味甘。

【功用】清热祛暑，生津凉血，健胃消食，利湿消肿，平肝潜阳，养心安神，防晒祛斑，降脂减肥。

【适应证】燥热咳嗽，口舌生疮，牙龈出血，发热多汗，心烦口渴，急躁易怒，少寐多梦，食欲不振，面部色斑，痈疽疔毒，小便不利。

【现代应用】夏季热、口腔溃疡、痤疮、牙龈炎、急性肾炎、泌尿系感染、睡眠障碍、高血压病、高脂血症、高尿酸血症、黄褐斑、月经不调、真菌感染、视疲劳综合征等。

【营养成分及作用】含多种维生素，其中维生素 A、维生素 C、叶酸及维生素 B_2 等含量较高，并含多种酶，能帮助消化吸收，防治口腔溃疡。富含谷胱甘肽，具有抗辐射、抗衰防老、美白祛斑作用。番茄红素为脂溶性维生素，具有很强的抗氧化作用，能保护心脑血管、降低血脂，对男性前列腺癌有一定的防治作用。

【用法】生吃、凉拌、炒菜、绞汁等。

【使用注意】脾胃虚寒者慎食。

【文献摘要】

《陆川本草》："番茄，生津止渴，健胃消食。治口渴，食欲不振。"

茄 子

【性味】性凉，味甘。

【功用】清热祛暑，凉血止血，化瘀消肿，通导大便。

【适应证】口舌生疮，热毒痈肿，痔疮便血，大便秘结。

【现代应用】口腔溃疡、各种出血症、高脂血症、高血压病、痱子、蜂蜇、蜈蚣咬伤等。

【营养成分及作用】富含蛋白质、脂肪、碳水化合物、维生素及多种矿物质，特别是维生素 P 的含量极其丰富；含有龙葵碱，能抑制消化系统肿瘤的增殖，对于防治胃癌有一定效果。

【用法】凉拌、炒食。

【使用注意】体弱、脾胃虚寒、便溏者不宜多食。

【文献摘要】

《滇南本草》："茄子，散血，止乳疼，消肿宽肠。烧灰，米汤饮，治肠风下血不止及血痔。"

鱼腥草

【性味】性寒，味辛。

【功用】清热解毒，消肿疗疮，祛湿利尿，消食健胃。

【适应证】肺热咳嗽，咽喉肿痛，疮疡肿毒，脾胃积热，痔疮便血，湿热痢疾。

【现代应用】支气管肺炎、上呼吸道感染、肺脓肿、蜂窝织炎、慢性肠胃炎、痔疮、癌性胸水、肺癌、宫颈糜烂、急性黄疸性肝炎、急性细菌性痢疾、流行性腮腺炎等。

【营养成分及作用】含有碳水化合物、蛋白质、磷、钙、挥发油等。挥发油中主要成分为鱼腥草素、癸酰乙醛、脂肪酸、脂肪醛酮、甲基正壬酮和各种萜烯、萜醇等，对多种细菌及病毒有较强抑制作用。

【用法】煮汤、煎炒、凉拌。

【使用注意】寒性体质及寒性病证忌食。

【文献摘要】

《滇南本草》："鱼腥草，治肺痈咳嗽带脓血，痰有腥臭，大肠热毒，疗痔疮。"

《本草纲目》："鱼腥草，散热毒痈肿，疮痔脱肛，断痁疾，解硇毒。"

绿豆芽

【性味】性寒，味甘。

【功用】清热解毒，解暑醒酒，利尿化湿，明目退翳，通导大便，消脂减肥。

【适应证】暑热烦渴，饮酒过度，小便不利，目生翳障，便秘尿赤。

【现代应用】中暑、酒精中毒、便秘、肥胖症等。

【营养成分及作用】富含维生素、蛋白质、膳食纤维等。其中含有丰富的维生素 C，可使部分蛋白质分解为人体所需的氨基酸。所含膳食纤维可加快肠蠕动，有助于消化，帮助人体吸收。

【用法】煎汤、炒食、凉拌。

【使用注意】脾胃虚寒、慢性肠炎、慢性胃炎及消化不良者不宜多食。

【文献摘要】

《本草纲目》："豆芽菜，解酒毒、热毒，利三焦。"

黄豆芽

【性味】性凉，味甘。

【功用】补养气血，祛痘润肤，充养毛发，明目淡斑，清热化湿，安神健脑，通导大便。

【适应证】气血亏虚，头发花白，视物昏花，脾胃湿热，色斑赘疣，发育迟缓，大便秘结，健忘失眠。

【现代应用】雀斑、白发脱发、贫血、维生素 C 缺乏症、寻常疣、高脂血症、高血压病、动脉粥样硬化、发育迟缓、便秘、神经衰弱等。

【营养成分及作用】含有丰富的蛋白质、维生素、膳食纤维、脂肪、糖、钙、铁、磷、胡萝卜素等营养成分。能促进大脑发育，具有抗疲劳、抗癌作用；所含的维生素 E 能保护皮肤和毛细血管，防止动脉硬化，具有降低血压的作用。

【用法】凉拌、煎炒、煮食。

【使用注意】慢性腹泻及脾胃虚寒者不宜食用。

慈　姑

【性味】性微寒，味甘苦。

【功用】补益中气，润肺强心，清热解毒，利尿散结。

【适应证】气血亏虚，心悸怔忡，肺热咳嗽，喘促气憋，肿块疮疖，肢体浮肿，小便不利。

【现代应用】贫血、营养不良性水肿、支气管炎、习惯性便秘、泌尿系结石、脚气病等。

【营养成分及作用】富含淀粉、膳食纤维、多种维生素、蛋白质，以及钙、铁、锌、磷、硼等。所含秋水仙碱，有防癌抗癌作用；含有多种微量元素，具有强心作用；富含膳食纤维，能增强肠胃蠕动，增进食欲，帮助消化，对便秘有一定的预防和治疗作用。

【用法】煎炒、油炸、红烧。

【使用注意】不宜多食，孕妇慎食。

【文献摘要】

《唐本草》："慈姑，主百毒，产后血闷，攻心欲死，产难衣不出，捣汁服一升。"

《滇南本草》："慈姑，厚肠胃，止咳嗽，痰中带血或咳血。"

豌豆尖

【性味】性寒，味甘。

【功用】清热解毒，润肠利尿。

【适应证】口舌生疮，咽喉肿痛，大便秘结。

【现代应用】上呼吸道感染、口腔溃疡、慢性便秘等。

【营养成分及作用】含维生素 A、维生素 C、钙、磷等，以及大量抗酸性物质，具有防止衰老和排毒的作用；含大量胡萝卜素、叶黄素，有助于改善视力、保护视神经；含有丰富的钾元素，可维持人体酸碱平衡，促进细胞的新陈代谢，参与能量代谢及维持神经肌肉的正常功能。

【用法】煎炒、煮汤、凉拌。

【使用注意】脾胃虚寒者慎食。

百　合

【性味】性微寒，味甘。

【功用】清心安神，养阴润肺，止咳凉血。

【适应证】阴虚内热，口舌生疮，阴虚燥咳，劳嗽咯血，神志恍惚，心悸失眠，心情抑郁，悲伤欲哭。

【现代应用】慢性支气管炎、肺结核、神经衰弱、神经官能症、口腔溃疡等。

【营养成分及作用】含有多种维生素、蛋白质、还原糖、脂肪、淀粉、钙、铁、磷，以及秋水仙碱等多种生物碱，可用于痛风发作关节痛的辅助治疗；鲜品富含维生素及黏液质，对皮肤细胞新陈代谢有益，常食有一定美容作用；所含多种生物碱，能抑制癌细胞增殖，有明显的抗癌作用。

【用法】蒸、煮、炒、炖。

【使用注意】风寒咳嗽、虚寒出血者忌食。

【文献摘要】

《本草经疏》："百合，主邪气腹胀。……甘能补中，热清则气生，故补中益气。清热利小便，故除浮肿、胪胀。痞满寒热，通身疼痛，乳难，足阳明热也；喉痹者，手少阳三焦、手少阴心家热也；涕、泪，肺肝热也。清阳明三焦心部之热，则上来诸病自除。

《本经逢原》："百合，能补土清金，止嗽，利小便。仲景百合病，兼地黄用之，取其能消瘀血也。《本经》主邪气腹胀心痛，亦是散积蓄之邪。其曰利大小便者，性专降泄耳。其曰补中益气者，邪热去而脾胃安矣。"

枸杞苗

【性味】性凉，味苦、甘。

【功用】补肝养肾，清热明目。

【适应证】肝肾阴虚，目赤涩痛，目昏夜盲，目生翳膜，头晕目眩，遗精滑泄，腰膝酸软，须发早白，耳鸣耳聋，牙齿松动，虚火牙痛，虚烦发热，失眠多梦，消渴口干，潮热盗汗。

【现代应用】牙周病、夜盲症、结膜炎、糖尿病、脱发白发、早衰、神经衰弱、性功能障碍、汗症等。

【营养成分及作用】含有胡萝卜素、维生素 B_1、维生素 C、蛋白质、多种氨基酸、微量元素及甜菜碱、苹果酸、芦丁等多种有机酸。具有降血压、降血糖、降胆固醇、延缓衰老、抗动脉粥样硬化、抑制疮肿、防癌抗癌的作用，可增强人体免疫功能及减肥。

【用法】凉拌、煮汤、炒食。

【使用注意】寒性体质及寒性病证者忌食。

【文献摘要】

《药性论》："枸杞叶，能补益精诸不足，易颜色，变白，明目，安神。"

《本草纲目》："枸杞叶，能去上焦心肺客热。"

苦　瓜

【性味】性寒，味苦。

【功用】清热泻火，解毒利尿，解暑消痈。

【适应证】痈肿疮毒，目赤肿痛，暑热烦渴，湿热痢疾，小便不利。

【现代应用】中暑、消化不良、高脂血症、高血压病、糖尿病、痢疾、结膜炎、烧烫伤、癌症等。

【营养成分及作用】含有蛋白质、脂肪、膳食纤维、碳水化合物、胡萝卜素、维生素 C、维生素 E、钾、钠、钙、镁、铁、锌等营养成分。维生素 C 含量丰富，具有预防维生素 C 缺乏症、防止动脉粥样硬化、提高机体应激能力、保护心脏的作用。苦瓜素具有很好的促进脂肪分解的作用。所含蛋白质能提高机体的免疫功能，使免疫细胞具有杀灭癌细胞的作用。含有苦瓜苷等，有降低血糖的作用。

【用法】煎炒、凉拌、榨汁、做汤等。

【使用注意】寒性体质慎用，孕妇慎用。

【文献摘要】

《本草纲目》："苦瓜可除邪热，解劳乏，清心明目，并能泻六经之火。"

《随息居饮食谱》："苦瓜青则苦寒，涤热，明目，清心。可酱可腌。……中寒者勿食。熟则色赤，味甘性平，养血滋肝，润脾补肾。"

黄　瓜

【性味】性凉，味甘。

【功用】清热解毒，利水消肿，生津除烦。

【适应证】咽喉肿痛，目赤疼痛，水火烫伤，口干舌燥，热病烦渴，小便赤涩，大便硬结，水肿尿少。

【现代应用】免疫力低下、慢性肝炎、肥胖症、动脉粥样硬化、高血压病、高脂血症、糖尿病、黄褐斑、日光性皮炎、酒精中毒、老年性痴呆、习惯性便秘及外敷养颜美容等。

【营养成分及作用】富含蛋白质、膳食纤维、维生素 B_6、碳水化合物、烟酸、胡萝卜素、钙、磷、铁等营养成分。所含维生素 B_2、维生素 C、维生素 E 等，具有提高人体免疫力、抗衰老的作用，有利于改善大脑和神经的功能。所含丙氨酸、精氨酸和谷氨酰胺对酒精肝、肝硬化患者有一定辅助治疗作用；所含丙醇二酸，可抑制糖类物质转变为脂肪；所含的黄瓜油对吸收紫外线有良好的作用。所含的葡萄糖苷、果糖等有降低血糖的作用。

【用法】生食、炒食、做汤、榨汁。外用鲜品可外敷或研末调敷。

【使用注意】胃脘疼痛、大便稀溏者不宜食用。

【文献摘要】

《滇南本草》："解疮癣热毒，消烦渴。"

《日用本草》："除胸中热，解烦渴，利水道。"

冬　瓜

【性味】性凉，味甘、淡。

【功用】清热除烦，利水消肿，解暑止渴，化痰生津。

【适应证】暑热烦渴，小便不利，口舌干燥，肺痈咳喘，水肿胀满，痰黄量多。

【现代应用】慢性肾炎、肺炎、肝硬化腹水、冠心病、动脉粥样硬化、高脂血症、高血压病、糖尿病、肥胖症等。

【营养成分及作用】含有丰富的钾元素，对肾脏病、高血压病、浮肿病患者有一定作用。富含丙醇二酸，防止体内脂肪堆积，对防治冠心病、高血压病、动脉粥样硬化、减肥有一定的效果；含膳食纤维，能刺激肠道蠕动，促进排便。含有膳食纤维，还能降低体内胆固醇，降低血脂，防止动脉粥样硬化。所含油酸能抑制体内黑色素沉积，具有美颜祛斑的作用。

【用法】炒食、炖汤、捣汁或煮粥。外用捣敷或煎水洗。

【使用注意】腹泻便溏、脾胃虚寒、胃寒疼痛、痛经患者忌食。

【文献摘要】

《滇南本草》："治痰吼、气喘，姜汤下。又解远方瘴气，又治小儿惊风。润肺消热痰，止咳嗽，利小便。"

《本草再新》："清心火，泻脾火，利湿去风，消肿止渴，解暑化热。"

丝　瓜

【性味】性凉，味甘。

【功用】清热止血，凉血解毒，化痰通络。

【适应证】身热烦渴，痰热喘咳，肠风痔漏，痈肿疮毒，乳汁不通，筋骨酸痛，大便出血，崩漏下血。

【现代应用】鼻窦炎、腮腺炎、咽喉炎、哮喘、百日咳、乳少、乳腺炎、脚气病、产后腹痛、维生素 C 缺乏症、疝气疼痛、黄褐斑等。

【营养成分及作用】含蛋白质、脂肪、碳水化合物、钙、磷、铁及维生素 B_1、维生素 C、皂苷、植物黏液、木糖胶、瓜氨酸等成分。含有丰富的维生素 C、维生素 B_1，可用于抗维生素 C 缺乏症及预防维生素 C 缺乏症，可延缓皮肤老化，有利于儿童小脑及中老年人大脑的发育；所含干扰素诱生剂可使机体产生干扰素，达到抗病毒、防癌的作用；所含抗过敏物质泻根醇酸具有很强的抗过敏作用。

【用法】煎汤、凉拌、炒食或榨汁。外用捣汁涂或研末调敷。

【使用注意】脾胃虚寒，腹泻者不宜食用。

【文献摘要】

《本草求真》：“丝瓜性属寒物，味甘体滑。凡人风痰湿热，蛊毒血积，留滞经络，发为痈疽疮疡，崩漏肠风，水肿等症者，服之有效，以其通经达络，无处不至。但过服亦能滑肠作泄，故书有言，此属菜中不足，食之当视脏气以为可否也。”

《本草纲目》：“煮食除热利肠。老者烧存性服，去风化痰，凉血解毒，杀虫，通经络，行血脉，下乳汁；治大小便下血，痔漏崩中，黄积，疝痛卵肿，血气作痛，痈疽疮肿，痘疹胎毒。”

南　瓜

【性味】性温，味甘。

【功用】补中益气，解毒杀虫。

【适应证】久病气虚，脾胃虚弱，神疲乏力，食少纳差，下肢溃疡，大便溏泄，口干舌燥，水火烫伤，蛔虫等。

【现代应用】蛔虫病、蛲虫病、慢性胃炎、消化性溃疡、夜盲症、糖尿病、消化不良、妊娠水肿、高血压病、痤疮、习惯性便秘、烧烫伤等。

【营养成分及作用】富含钙、铁、镁、钾、钴元素，所含钴参与体内维生素 B_{12} 的合成，是人体胰岛细胞所必需的微量元素，对预防糖尿病，降低血糖有一定的疗效；所含南瓜多糖是一种非特异性免疫增强剂，能提高机体免疫功能，促进细胞因子生成，通过活化补体等途径对免疫系统发挥多方面的调节作用；含有丰富的 β - 胡萝卜素，具有护眼、护心和抗癌的功效；维生素 A 及果胶能保护胃肠黏膜，对胃炎、消化性溃疡等疾患发生有一定的预防作用。

【用法】熬粥、蒸煮或生捣汁。外用捣敷。

【使用注意】气滞湿阻、皮肤患有风疹疮毒、黄疸和脚气病患者不宜多食。

【文献摘要】

《本草纲目》："甘、温、无毒，补中益气。"

《本草再新》："平肝和胃，通经络，利血脉滋阴水，治肝风，和血养血，调经理气兼去诸风。"

香　菇

【性味】性平，味甘。

【功用】健脾和胃，益智安神，补益气血。

【适应证】食少纳差，久病体虚，神疲乏力，大便干结，面容虚衰。

【现代应用】功能性消化不良、习惯性便秘、早衰、糖尿病、肺结核、高血压病、传染性肝炎、高脂血症、免疫功能低下、动脉硬化、冠心病、肝硬化等。

【营养成分及作用】含有大量钾盐及其他矿物质元素，可防止酸性食物中毒。含有丰富的食物纤维，能降低血液中的胆固醇，防止动脉粥样硬化，对防治脑溢血、心脏病、肥胖症和糖尿病有一定的疗效。含有 β - 葡萄糖苷酶，明显加强机体的抗癌作用。含有干扰素的诱导剂，能诱导体内干扰素的产生，提高人体的免疫力。

【用法】炒食、煲汤、蒸炖。

【使用注意】脾胃寒湿气滞、有破损伤口和顽固性皮肤瘙痒者不宜食用。

【文献摘要】

《本草纲目》："性平味甘，能益气不饥，治风破血，化痰理气，益胃助食，理小便不禁"。

黑木耳

【性味】性平，味甘。

【功用】凉血活血，益气止血，补肾乌发。

【适应证】吐血、衄血、咯血、崩漏、尿血、痔疮出血、便秘带血，面色无华，爪甲色淡，气短乏力，腰膝酸软，华发早白，月经不调，大便秘结。

【现代应用】各种出血症、缺铁性贫血、胆结石、肾结石、消化性溃疡、脑血栓、冠心病、高血压病、高脂血症、动脉粥样硬化、围绝经期综合征、糖尿病、斑秃、脱发、黑斑等。

【营养成分及作用】含有蛋白质、脂肪、碳水化合物、钙、胡萝卜素、维生素 B_1、维生素 B_2、磷脂、植物固醇等物质。其中铁的含量极为丰富，可防治缺铁性贫血；对胆结石、肾结石等内源性异物有一定的化解功能；含有维生素 K，能维持体内凝血因子的正常水平，防止出血；所含木耳多糖有明显的抗血栓作用；含有抗肿瘤活性物质，能增强机体的免疫力，有防癌抗癌的作用。

【用法】做汤、煮食、凉拌、炒食。

【使用注意】过敏体质、出血性疾病患者、孕妇不宜食用。

【文献摘要】

《随息居饮食谱》："补气耐饥，活血，治跌仆伤。凡崩淋血痢，痔患肠风，常食可疗。"

《日用本草》："治肠癖下血，又凉血。"

银　耳

【性味】性平，味甘、淡。

【功用】养阴润肺，益胃生津。

【适应证】病后体虚，津少口渴，热病烦渴，虚劳咳嗽，痰少而黏，痰中带血，少气乏力，大便干结。

【现代应用】消化不良、慢性支气管炎、慢性肺源性心脏病、习惯性便秘、肥胖症、恶性肿瘤、月经不调、功能失调性子宫出血、贫血、黄褐斑、雀斑等。

【营养成分及作用】含蛋白质、脂肪、碳水化合物、膳食纤维、少量维生素、多种氨基酸和矿物质等成分。富含天然植物性胶质，对皮肤有良好的保护作用；富含硒等微量元素和酸性多糖类物质，可增强人体的免疫力，增强细胞的吞噬功能，促进骨髓造血，具有抗肿瘤的作用；所含膳食纤维可增加胃肠蠕动，减少脂肪吸收；含有大量的水分，具有很好的通便作用。

【用法】凉拌、煮粥、炒食。

【使用注意】①隔夜及发霉的银耳忌食；②便溏泄泻者不宜食用；③本品不宜与富含铁剂的食物一起煎煮。

【文献摘要】

《增订伪药条辨》："治肺热肺燥，干咳痰嗽，衄血，咯血，痰中带血。"

《饮片新参》："清补肺阴，滋液，治劳咳。"

青头菌

【性味】性平，味甘淡、微酸。

【功用】清热明目，疏肝解郁。

【适应证】烦躁易怒，头晕眼花，胁肋胀痛，胸闷不舒，目赤睛痛，妇女乳房肿痛，小便赤涩，大便秘结。

【现代应用】免疫力低下、老年性痴呆、恶性肿瘤、焦虑症、抑郁症、乳腺小叶增生、泌尿系感染等。

【营养成分及作用】含有蛋白质、碳水化合物、钙、磷、铁、维生素 B_2、烟酸及 17 种氨基酸等成分。含多糖，能提高辅助性 T 细胞的活力，增强体液免疫功能；能产生具有抗癌作用的干扰素，具有防癌抗癌的作用；有多种微量元素及矿物质，能补充人体所需的多种营养物质，有利于健康。

【用法】烧炒、炖、蒸、拌、烩。

【使用注意】脾胃虚寒者慎食。

【文献摘要】

《滇南本草图说》："青头菌，气味甘淡，微酸无毒。主治眼目不明，能泻肝经之火，散热舒气，妇人气郁，服之最良。"

干巴菌

【性味】性平，味甘。

【功用】补中益气，养肝明目。

【适应证】久病体弱，食纳不佳，神疲乏力，大便稀溏，头晕目眩。

【现代应用】高脂血症、动脉硬化、免疫力低下、恶性肿瘤等。

【营养成分及作用】含有蛋白质、维生素 A、维生素 E、铁、钾、钠等多种微量元素。含有的核苷酸、多糖等物质有助于降低胆固醇、调节血脂、提高免疫力。其中所含多糖促进免疫系统功能，抑制肿瘤的生长。含有抗氧化物质，能清除人体内的自由基，具有延缓衰老的作用。

【用法】炒食、炸食、腌食或干煸。

【使用注意】对蛋类、乳类、海鲜过敏者慎食。

【文献摘要】

《医学入门》："悦神，开胃，止泻，止吐。"

鸡枞菌

【性味】性平，味甘。

【功用】健脾和胃，养血润燥，止血消痔。

【适应证】食少纳差，消化不良，胃脘胀满，久病体虚，面色无华，皮肤干燥，月经量少，痔疮出血，大便秘结。

【现代应用】糖尿病、免疫力低下、恶性肿瘤、痔疮等。

【营养成分及作用】富含蛋白质，钙、磷、铁、锌、锶、铜、钠、锰等多种矿物质，维生素和 17 种氨基酸。能刺激机体产生抗体，可促进淋巴组织转化，抑制癌细胞生长及扩散；含有多糖类成分，是一种非特异性免疫增强剂，可提高机体免疫力，降低血糖。

【用法】炒食、煮食或炖汤。

【使用注意】脾胃虚寒者慎食。

【文献摘要】

《本草纲目》："益胃，清神，治痔。"

莲　子

【性味】性平，味甘、涩。

【功用】补脾止泻，固冲止带，益肾涩精，养心安神。

【适应证】脾虚泄泻，完谷不化，久泻久痢，神疲倦怠，食欲不振，消瘦乏力，胸脘痞闷，心悸失眠，面色无华，口干口渴，腰膝酸软，遗精滑泄，尿频白浊，妇人崩漏，赤白带下，小便不禁。

【现代应用】急慢性胃肠炎、慢性结肠炎、鼻咽癌、发育不良、记忆力减退、不孕不育、性功能减退、慢性前列腺炎、失眠症、神经衰弱、老年性痴呆、阴道炎等。

【营养成分及作用】含有淀粉等大量碳水化合物，丰富的蛋白质、脂肪、β-谷甾醇、生物碱及丰富的钙、磷、锌、铁等矿物质和维生素。所含钙、磷和钾，具有促进凝血，使某些酶活化，镇静神经，维持神经传导性，维持肌肉的伸缩性和心跳节律等作用。

【用法】去心，生食、煮食或炒食。

【使用注意】中满痞胀及大便燥结者忌服。

【文献摘要】

《神农本草经》："主补中，养神，益气力。"

《本草纲目》："交心肾，厚肠胃，固精气，强筋骨，补虚损，利耳目，除寒湿，止脾泄久痢，赤白浊，女人带下崩中诸血病。"

《玉楸药解》："莲子甘平，甚益脾胃，而固涩之性，最宜滑泄之家，遗精便溏，极有良效。"

第二节　水果类

西　瓜

【性味】性寒，味甘。

【功用】清解暑热，生津止渴，解酒利尿。

【适应证】暑热津伤，心烦口渴，口舌生疮，小便不利，饮酒过多。

【现代应用】口腔溃疡、夏季暑热、急性膀胱炎、慢性肾炎等。

【营养成分及作用】含有丰富的维生素和丙氨酸、谷氨酸、精氨酸、苹果酸、磷酸等多种具有皮肤生理活性的氨基酸，可以滋润皮肤，保持肌肤健康润泽，还具有防晒、增白效果；所含无机盐有利尿作用；所含蛋白酶可把不溶性蛋白质转化为可溶性蛋白质，对急、慢性肾炎有一定疗效。

【用法】生食、榨汁、煮汤等。

【使用注意】脾胃虚寒、便溏腹泻、糖尿病患者忌食。

【文献摘要】

《得配本草》："甘、淡、寒。除烦止渴。解暑热酒毒，疗喉痹口疮，利小便，治血痢。"

《饮食须知》："味甘，性寒。胃弱者不可食，多食作吐利，发寒疝，成霍乱冷病。"

《药性切用》："性味甘寒，清暑除烦，泻热止渴，有天生白虎汤之名。然生冷之物过饵，亦能损脾。"

苹　果

【性味】性平，味甘、微酸。

【功用】健脾补中，和胃降逆，生津止渴。

【适应证】脾虚泄泻，大便溏薄，胃虚呃逆，食少纳差，咽干口渴。

【现代应用】肥胖、慢性胃炎、慢性结肠炎、高血压病、高脂血症等。

【营养成分及作用】富含果胶，能促进胆固醇代谢，降低胆固醇水平，促进脂肪排出；富含钾，可扩张血管，有降低血压的作用；富含镁，可以使皮肤红润光泽、富有弹性。含有大量的鞣酸，可促进消化系统健康。苹果皮中黄酮类化合物含量较高，有较强的抗氧化活性，具有延缓衰老的作用。

【用法】生食、煮饮、榨汁、煎膏等。

【使用注意】糖尿病患者应少食。

【文献摘要】

《滇南本草》："一名超凡子，又名天然子，又名玉容丹。味甘、香，食之生津，久服轻身延年，黑发。通五脏六腑，走十二经络。调营卫而通神明，解瘟疫而止寒热。"

梨　子

【性味】性凉，味甘、微酸。

【功用】清热止渴，化痰止咳，生津润肺。

【适应证】阴虚燥咳，肺热喘咳，痰少而黏，咯痰不爽，咽痛口干。

【现代应用】肺结核、百日咳、感冒咳嗽、支气管炎、高血压病等。

【营养成分及作用】含有大量的胡萝卜素、蛋白质、糖类、钙、磷等，具有降压、止咳作用，对咽炎、心脏病、高血压病都有一定的治疗效果。

【用法】生食、煮饮、煎膏、榨汁等。

【使用注意】脾胃虚寒、便溏腹泻患者忌食。

【文献摘要】

《饮食须知》："味甘，微酸，性寒。多食令人寒中损脾，萎困、金疮、乳妇产后血虚者，勿食。"

《食疗本草》："性寒，除客热，止心烦。不可多食。"

桃　子

【性味】性温，味甘、微酸。

【功用】养阴润肺，生津止渴，活血利尿。

【适应证】虚劳喘咳，津伤口渴，便秘溲赤，疝气疼痛，经期腹痛，小便不利。

【现代应用】慢性肺炎、慢性支气管炎、支气管扩张、肺纤维化、肺结核、低血糖、低血钾、缺铁性贫血、慢性肝炎、水肿等。

【营养成分及作用】含有丰富的钙、磷、蛋白质、脂肪、糖、铁等成分，含铁和果胶，对贫血、便秘有一定的防治作用。富含钾，能够缓解水肿。

【用法】生食或晒干做果脯食用。

【使用注意】糖尿病患者忌食。

【文献摘要】

《饮食须知》："味甘酸，性温，微毒。多食损脾助热，令膨胀，发疮疖。同鳖肉食，患心痛。食桃浴水，令泄泻成淋，及寒热病。能发丹石毒。生桃尤损人，食之有损无益。五果列桃为下，服术人忌之。"

杏　子

【性味】性温，味甘、微酸。

【功用】润肺止咳，化痰平喘，润肠通便。

【适应证】感冒咳嗽，痰涎清稀，咳逆上气，痰厥惊痫，大便秘结。

【现代应用】上呼吸道感染、慢性支气管炎、哮喘、肺结核、慢性便秘等。

【营养成分及作用】含有丰富的维生素和蛋白质及钙、铁、钾等无机盐类。其未成熟的果实含类黄酮较多，对心脏病和心肌梗死有一定的预防作用。

【用法】生食或晒干做果脯食用。

【使用注意】孕妇、糖尿病患者慎食。

【文献摘要】

《饮食须知》："味甘酸，性热，有小毒。不益人。生食多伤筋骨。多食昏神，令膈热生痰，动宿疾，发疮痈，落须眉。病目者食多，令目盲。小儿多食，成壅热，致疮疖。"

《食疗本草》："主咳逆上气，金创，惊痫，心下烦热，风（气）头痛。"

李　子

【性味】性微温，味甘、酸。

【功用】生津止渴，活血消肿，润肠通便。

【适应证】胃阴不足，咽干口渴，小便不利，腹胀水肿，大便秘结。

【现代应用】糖尿病、慢性肝炎、缺铁性贫血等。

【营养成分及作用】含有多种氨基酸，如谷氨酰胺、丝氨酸、甘氨酸、脯氨酸等。富含果酸，能促进胃酸和胃消化酶的分泌，增加肠胃蠕动，可促进消化，增加食欲。

【用法】生食或晒干后食用等。

【使用注意】脾胃虚弱、胃酸过多、胃及十二指肠溃疡患者不宜多食。

【文献摘要】

《饮食须知》："味甘酸，性微温。多食令人鼓胀，发痎疟虚热。同蜜及雀肉、鸡肉、鸡子、鸭肉、鸭子食，损五脏。同浆水食，令霍乱。勿同麋鹿肉食。李味苦涩者，不可食。不沉水者有毒，勿食。服术人忌之。妊妇服之，子生疮疥。"

《本草纲目》："果实：苦、酸、微温、无毒，肝病人宜食。核仁：苦、平、无毒，利小肠，下水气，消浮肿。"

柚　子

【性味】性凉，味甘、酸。

【功用】理气和胃，清热生津，化痰止咳，健脾消食，解酒除烦。

【适应证】胃阴不足，恶心呕逆，口渴心烦，痰多咳嗽，饮食减少，消化不良，饮酒过度。

【现代应用】糖尿病、慢性支气管炎、支气管哮喘、高血压病、脑血管疾病、肥胖症等。

【营养成分及作用】含有天然微量元素钾，富含果胶，可降低低密度脂蛋白水平，可以减少动脉壁的损坏程度；含有大量维生素 C，能降低血液中的胆固醇含量；所含天然叶酸有预防贫血和促进胎儿发育的作用；含有铬成分，作用类似于胰岛素，能降低血糖。

【用法】生或榨汁饮用等。

【使用注意】脾虚便溏者慎食。

【文献摘要】

《本草纲目》："酸，寒，无毒。消食，解酒毒，去肠胃中恶气。"

柠　檬

【性味】性微寒，味酸、微甘。

【功用】行气止痛，和胃降逆，清热生津，化痰止咳。

【适应证】脾胃气滞，脘腹胀痛，胃热津伤，食欲不振，呕哕少食，痰热咳嗽。

【现代应用】中暑、高血压病、心肌梗死、泌尿系结石、支气管炎、百日咳、维生素 C 缺乏症等。

【营养成分及作用】含有大量柠檬酸，能够抑制钙盐结晶，对尿路结石的形成有一定的预防作用；具有收缩、增固毛细血管，提高凝血功能及血小板数量的作用，可缩短凝血时间和出血时间，具有止血作用；含有丰富的维生素，能有效抑制维生素 C 缺乏症的发生，可以预防感冒、刺激造血和抗癌，同时能防止和消除皮肤色素沉着，起到美白祛斑的作用。

【用法】生食、泡茶、榨汁服。

【使用注意】牙痛、糖尿病、消化性溃疡或胃酸过多患者忌食。

【文献摘要】

《陆川本草》："酸辛，微温。疏滞，健胃，止痛。治郁滞腹痛、不思饮食。"

《广西中药志》："行气，祛痰，健胃。"

橙　子

【性味】性凉，味甘、微酸。

【功用】清热润肺，消食和胃，化痰散结，醒酒除烦。

【适应证】肺热咳嗽，咽喉肿痛，食欲不振，胸膈满闷，恶心欲吐，瘰疬瘿瘤，饮酒过多，宿醉未醒。

【现代应用】慢性支气管炎、急慢性咽喉炎、高血压病、高脂血症、动脉粥样硬化等。

【营养成分及作用】富含纤维素和果胶物质，可促进肠道蠕动，有利于清肠通便，排出体内有害物质；含有丰富的维生素 C，能增加毛细血管的弹性，降低血中胆固醇含量，对高血压病、高脂血症、动脉粥样硬化有一定的防治作用。

【用法】生食或榨汁饮用等。

【使用注意】饭前或空腹时不宜食用。糖尿病患者忌食。

【文献摘要】

《饮食须知》："味甘，性寒。多食伤肝气，发虚热。同猵肉食，发头旋恶心。橙皮，味苦辛，性温。宿酒未解，食之速醒，食多反动气。勿同槟榔食。"

《玉楸药解》："味酸，入手太阴肺经。宽胸利气，解酒消瘿。香橙善降逆气，止恶心，消瘰疬瘿瘤。"

橘　子

【性味】性温，味甘、微酸。

【功用】理气和胃，化痰止咳，通络止痛。

【适应证】呕逆少食，胸膈满闷；肺热咳嗽，痰湿咳嗽，色白易咯；乳房胀痛，睾丸胀痛，疝气疼痛。

【现代应用】慢性胃炎、急慢性支气管炎、支气管哮喘、高血压病、高脂血症、动脉硬化等。

【营养成分及作用】富含维生素 C、枸橼酸及葡萄糖等，有提高人体免疫力的作用，有利于改善血脂代谢，有益于心脑血管健康；所含钾元素有助于调节血压、维持正常心律；含类胡萝卜素和黄酮类化合物，均有抗脂质氧化作用；含纤维素、植物活性成分、果胶和有机酸等，有助于血糖的调节。

【用法】生食或榨汁饮用。

【使用注意】儿童及老人不宜多食。糖尿病患者忌食。

【文献摘要】

《饮食须知》："味甘酸，性温。多食恋膈生痰，滞肺气。同螃蟹食，令患软痈。同獭肉食，令恶心。勿与槟榔同食。橘皮干者，名陈皮。味苦辛，性温。若多用久服，能损元气。"

《食疗本草》："穰：止泄痢。食之，下食，开胸膈痰实结气。下气不如皮也。穰不可多食，止气。性虽温，甚能止渴。皮：主胸中瘕热逆气。"

金　橘

【性味】性温，味甘、微酸苦。

【功用】疏肝解郁，理气止痛，祛痰止咳，消食醒酒。

【适应证】肝气郁结，胸闷胁痛，乳房胀痛，脘腹痞胀，食滞纳呆；咳嗽痰多，饮酒过多，咽干口渴。

【现代应用】急性乳腺炎、慢性肝炎、胆囊炎、急慢性气管炎、高血压病、高脂血症、动脉粥样硬化等。

【营养成分及作用】含有挥发性芳香油，其成分为柠檬萜、橙皮苷、脂肪酸，有助于消化。含有丰富的维生素 C、金橘苷等成分，对维护心血管功能，防止血管硬化、高血压病等疾病有一定的作用。对经前乳房胀痛、早期急性乳腺炎有一定疗效。

【用法】生食或榨汁饮用等。

【使用注意】脾胃气虚之人不宜多食，糖尿病患者忌食。

【文献摘要】

《本草纲目》："酸甘，温，无毒。下气快膈，止渴解酲，辟臭。皮尤佳。"

《随息居饮食谱》："醒脾，辟秽，化痰，消食。"

枇　杷

【性味】性平，味甘、微酸。

【功用】养阴生津，润肺止咳，降气化痰，和胃止呕。

【适应证】咽干口渴，阴虚肺燥，咳嗽气喘，咯痰不爽；胃阴不足，干呕食少，恶心呕吐。

【现代应用】上呼吸道感染、支气管哮喘、急慢性支气管炎、慢性胃炎、维生素 C 缺乏症等。

【营养成分及作用】含有糖类、蛋白质、脂肪、纤维素、果胶、胡萝卜素、鞣质、苹果酸、柠檬酸、钾、磷、铁、钙以及维生素 A、B 族维生素、维生素 C 等。有促进食欲、帮助消化、保护视力、保持皮肤健康润泽、促进儿童身体发育等作用；同时有防癌抗癌、抗衰老的作用。

【用法】生食或熬膏等。

【使用注意】脾虚泄泻、糖尿病患者忌食。

【文献摘要】

《滇南本草》："治肺痨痨伤吐血，咳嗽吐痰，哮吼。又治小儿惊风发热。"

《本经逢原》："必极熟，乃有止渴下气润五脏之功。若带生味酸，力能助肝伐脾，食之令人中满泄泻。"

《饮食须知》："味甘酸，性平。多食动脾发痰助湿。同面食及炙肉食，发黄病，壅湿热气。"

柿　子

【性味】性平，味甘、微涩。

【功用】健脾益气，润肺止咳，润肠通便，凉血止痢。

【适应证】脾胃气虚，食不消化，肺燥咳嗽，大便秘结，血痢便血。

【现代应用】慢性胃炎、慢性结肠炎、急慢性气管炎、痢疾等。

【营养成分及作用】含有糖、蛋白质、脂肪、膳食纤维、胡萝卜素，钙、磷、铁等元素和多种维生素；富含果胶，有良好的润肠通便作用，对于保持肠道正常菌群生长，纠正便秘等有很好的作用。含碘量高，对地方性甲状腺肿大有一定的防治作用。

【用法】生食或晒干食用等。

【使用注意】饭前或空腹不宜食用。糖尿病及心梗患者忌食。

【文献摘要】

《食疗本草》："主通鼻、耳气，补虚劳不足。又涩下焦，健脾胃气，消宿血。作饼及糕，与小儿食，治秋痢。"

《饮食须知》："味甘，性寒。多食发痰。同酒食易醉，或心痛欲死。同蟹食，令腹痛作泻，或呕吐昏闷，唯木香磨汁灌之可解。"

荸 荠

【性味】性寒，味甘。

【功用】润肺化痰，清热凉血，生津止渴，利湿退黄。

【适应证】痰热咳嗽，咽喉肿痛，口干口渴，痢疾便血，小便短赤，黄疸消渴。

【现代应用】上呼吸道感染、便秘、糖尿病、尿路感染、口腔炎、黄疸、痢疾等。

【营养成分及作用】含有丰富的磷，能促进体内的糖、蛋白质、脂肪三大物质的代谢，调节酸碱平衡，同时可促进人体生长发育和维持生理正常功能；含有荸荠英，能对金黄色葡萄球菌、大肠杆菌、产气杆菌、铜绿假单胞菌及癌肿均有一定的抑制作用，可降低血压；含有一种抗病毒物质，对流脑有抑制作用。一定程度上能预防流脑及流感的传播。

【用法】去皮生食，或煮食等。

【使用注意】脾胃虚寒便溏者不宜食用。

【文献摘要】

《食疗本草》："下丹石，消风毒，除胸中实热气。可作粉食。明耳目，止渴，消疸黄。若先有冷气，不可食。令人腹胀气满。小儿秋食，脐下当痛。"

《饮食须知》："味甘，性寒滑，即地栗。有冷气人不可食，令腹胀气满。小儿秋月食多，令脐下结痛。合铜嚼之，铜渐消也。勿同驴肉食，令筋急。"

桑 椹

【性味】性微寒，味甘、酸。

【功用】滋补肝肾，补血益精，乌发明目，生津润肠。

【适应证】肝肾亏虚，头晕目眩，腰酸耳鸣，心悸怔忡，失眠多梦，须发早白，津伤口渴，内热消渴，肠燥便秘。

【现代应用】高血压病、高脂血症、冠心病、神经衰弱、贫血、脑出血、习惯性便秘等。

【营养成分及作用】富含多种氨基酸及白藜芦醇、花色素、硒等，具有一定的抗癌作用及对心血管系统的保护作用，通过调节血脂，抑制血小板的聚集，促进纤维蛋白的溶解，防止血栓形成；同时，白藜芦醇和花色素还具有抗炎作用；含有大量的黄铜、维生素和多酚类成分，具有抗氧化作用；所含酪氨酸酶可抑制皮肤黑色素合成，起到美白肌肤的作用，可延缓衰老。

【用法】生食或晒干食用等。

【使用注意】儿童不宜多吃。脾胃虚寒者慎食用。

【文献摘要】

《食疗本草》："性微寒。食之补五脏，耳目聪明，利关节，和经脉，通血气，益精神。"

《饮食须知》："味甘酸，性微温。小儿多食，令心痛。"

甘 蔗

【性味】性寒，味甘。

【功用】生津润燥，和胃止呕，清热通便，解酒除烦。

【适应证】热病伤津，肠燥便秘，肺燥阴伤，咳嗽气喘，心烦口渴，胃反呕吐。

【现代应用】慢性胃炎、便秘、慢性支气管炎、中暑、低血糖症等。

【营养成分及作用】富含纤维，能促进肠蠕动，帮助消化，增进食欲。含有各种维生素、脂肪、蛋白质、有机酸、钙、铁等物质，可促进人体新陈代谢；含有丰富的蔗糖、葡萄糖、果糖等碳水化合物，可以提供人体所需的营养和热量，对防治低血糖有一定的效果。

【用法】去皮生食，或榨汁饮用等。

【使用注意】咳嗽痰多、胃寒呕吐者不宜食用。糖尿病患者忌食。

【文献摘要】

《千金翼方》："味甘，平，无毒。主下气和中，助脾气，利大肠。"

《饮食须知》："味甘，性微寒。多食发虚热，动衄血。同酒过食发痰。同榧子食则渣软，烧蔗渣烟最昏目，宜避之。"

橄 榄

【性味】性平，味酸涩、微甘。

【功用】清肺生津，利咽止渴，醒酒除烦，解鱼蟹毒。

【适应证】热毒壅盛，咳嗽烦渴，咽喉肿痛，失音声哑，鱼蟹中毒，呕吐腹泻，饮酒过度。

【现代应用】上呼吸道感染、慢性咽喉炎、急慢性扁桃体炎、百日咳、酒精中毒等。

【营养成分及作用】含有丰富的蛋白质、碳水化合物、脂肪、维生素 C 及钙、磷、铁等矿物质。有保护胆囊作用；对心脏病、消化性溃疡有一定的防治作用。

【用法】嚼含、煎汤或熬膏服。

【使用注意】脾胃虚寒者慎服。

【文献摘要】

《玉楸药解》："味酸，涩，气平，入手太阴肺经。生津止渴，下气除烦。橄榄酸涩收敛，能降逆气，开胃口，生津液，止烦渴，消酒醒，化鱼鲠，收泄利，疗咽喉肿痛，解鱼鳖诸毒，平唇裂牙疳。"

《药性切用》："甘涩酸平，生津清肺，解毒醒酒。"

葡 萄

【性味】性温，味甘、酸。

【功用】 益气补血，强壮筋骨，安神定志，除烦止渴，利水消肿。

【适应证】 肝肾亏虚，气血虚弱，肺虚咳嗽，心悸盗汗，口渴心烦，肢体浮肿，小便不利。

【现代应用】 冠心病、脂肪肝、胆囊炎、高血压病、贫血、神经衰弱、肾炎水肿、癌症等。

【营养成分及作用】 含有丰富的葡萄糖、有机酸、氨基酸、维生素，可补益和兴奋大脑神经，对治疗神经衰弱和消除过度疲劳有一定效果；含有抗恶性贫血作用的维生素 B_{12}，有益于预防恶性贫血；含有白藜芦醇，可以防止正常细胞癌变，能抑制已恶变细胞扩散，有一定的防癌抗癌作用。

【用法】 生食或榨汁饮用。

【使用注意】 糖尿病及便秘患者、肥胖者不宜多食。

【文献摘要】

《千金翼方》："味甘，平，无毒。主筋骨湿痹，益气，倍力，强志。令人肥健，耐饥，忍风寒。久食轻身，不老延年。可作酒，逐水，利小便。"

《饮食须知》："味甘酸，性微温。多食助热，令人卒烦闷昏目。"

《食疗本草》："上益脏气，强志，疗肠间宿水，调中。"

草　莓

【性味】 性凉，味酸、甘。

【功用】 清热解暑，生津止渴，润肺止咳，健脾和胃，活血消瘀。

【适应证】 暑热烦渴，肺热咳嗽，咽喉肿痛，声音嘶哑，小便短赤，瘀血肿痛。

【现代应用】 中暑、上呼吸道感染、糖尿病、冠心病、再生障碍性贫血、痔疮等。

【营养成分及作用】 含有丰富的鞣酸，在体内可吸附和阻止致癌化学物质的吸收，具有防癌作用；富含氨基酸、果糖、蔗糖、葡萄糖、柠檬酸、苹果酸、果胶、胡萝卜素、维生素 B_1、B_2、烟酸及矿物质钙、镁、磷、铁等。含有丰富的维生素 C，可以有效预防维生素 C 缺乏症，对防治动脉粥样硬化有一定的疗效。

【用法】 生食或制果酒、果酱等。

【使用注意】 痰湿内盛、大便溏泻者不宜多食。

山　楂

【性味】 性微温，味酸、甘。

【功用】 消食化积，活血化瘀，行气消痰，收敛止痢。

【适应证】 饮食积滞，腹胀痞满，大便泄泻，癥瘕积聚，瘀阻腹痛，肠风下血。

【现代应用】 急慢性胃肠炎、乳腺增生、卵巢囊肿、子宫肌瘤、脂肪肝、冠心病、高血压病、高脂血症、动脉粥样硬化、维生素 C 缺乏症等。

【营养成分及作用】 含有山萜类及黄酮类，具有显著的扩张血管和降血压的作用；同时，具有强心、抗心律不齐、调节血压及胆固醇的功能；含有维生素、山楂酸、柠檬酸、苹果酸、糖类、钙、铁、磷等多种营养物质，其中含有的解脂酶能促进脂肪类的食物消化，有促进胃液分泌和增加胃内酶素等作用。含有一种牡荆素的化合物，能阻断亚硝胺的合成，可以抑制黄曲霉素的致癌作用，具有一定的抗消化道癌症的作用。

【用法】生食或榨汁服用等。

【使用注意】胃酸过多、脾胃虚弱者不宜多食；糖尿病患者、孕妇忌食。

【文献摘要】

《玉楸药解》："味酸、甘，气平，入足太阴脾、足厥阴肝经。消积破结，行血开瘀。""山楂消克磨化，一切宿肉停食、血癥气块皆除。"

枸　杞

【性味】性平，味甘。

【功用】养肝明目，补肾益精，润肺生津。

【适应证】肝肾亏虚，头目晕眩，耳鸣耳聋，腰膝酸软，足跟作痛，盗汗遗精，内热消渴，血虚萎黄，目昏不明。

【现代应用】慢性肝炎、慢性肾炎、中心性视网膜炎、视神经萎缩、糖尿病、脂肪肝、动脉粥样硬化、肥胖症、不育症、围绝经期综合征等。

【营养成分及作用】含有丰富的维生素 A、B 族维生素、维生素 C、胡萝卜素、甜菜碱和钙、磷、铁等，具有增加白细胞活性、促进肝细胞新生的药理作用，具有降血压、降血脂、降血糖、保肝、抗癌等作用；所含枸杞多糖对肝损伤有一定修复作用。

【用法】生食、熬膏或泡酒等。

【使用注意】感冒发烧、腹泻的患者不宜食用。

【文献摘要】

《玉楸药解》："味苦、微甘，性寒，入足少阴肾、足厥阴肝经。补阴壮水，滋木清风。枸杞子苦寒之性，滋润肾肝，寒泻脾胃，土燥便坚者宜之。水寒土湿，肠滑便利者，服之必生溏泄。"

《食疗本草》："性寒，无毒。叶及子：并坚筋能老，除风，补益筋骨，能益人，去虚劳。"

大　枣

【性味】性温，味甘。

【功用】益气健脾，养血安神。

【适应证】脾胃气虚，倦怠乏力，食少纳呆，大便溏薄；心悸怔忡，失眠多梦，头晕眼花，月经量少，妇人脏躁。

【现代应用】贫血、过敏性紫癜、神经衰弱、围绝经期综合征、癔症，以及癌症患者放疗、化疗而致骨髓抑制的不良反应等。

【营养成分及作用】含有丰富的糖类、蛋白质、脂肪，能促进肝脏合成蛋白，增加血清白蛋白含量，有降低血清谷丙转氨酶水平等作用；含有三萜类化合物及环磷酸腺苷，有较强的抗癌、抗过敏作用，同时，环磷酸腺苷也是人体细胞能量代谢的必需成分，能够增强肌力，消除疲劳，扩张血管，改善心肌营养，增加心肌收缩力，对防治心血管系统疾病有一定的作用。

【用法】生食、泡茶或熬膏服用等。

【使用注意】痰湿偏盛、腹部胀满者不宜多食。糖尿病患者忌食。

【文献摘要】

《千金翼方》："味甘，平，无毒。主心腹邪气，安中养脾，助十二经，平胃气，通九窍，补少气少津液，身中不足，大惊，四肢重，和百药，补中益气，强力，除烦闷，疗心下悬，肠澼。"

《药性切用》："性味甘温，补益中气，滋养心脾。佐以生姜，为调和营卫专药。中满忌之。红枣：甘不滞，专入心脾，佐心浮麦，为止自汗、盗汗专药。"

桂　圆

【性味】性温，味甘。

【功用】健脾益气，补血养心，安神益智。

【适应证】心脾两虚，气血不足，头晕目眩，惊悸怔忡，失眠健忘，食欲不振，面色萎黄，倦怠乏力。

【现代应用】贫血、睡眠障碍、记忆力减退、神经衰弱及病后、产后身体虚弱等。

【营养成分及作用】含有糖、蛋白质和多种维生素，以及腺嘌呤、胆碱、酒石酸等。其中，桂圆的糖分含量较高，有能被人体直接吸收的葡萄糖，能提高人体免疫力，有利于刺激脑细胞，增强记忆，对贫血有一定的防治作用。

【用法】生食、煎汤、熬膏等。

【使用注意】阴虚火旺、湿滞饮停者忌食。糖尿病患者忌食。

【文献摘要】

《药性切用》："味甘微温，入心脾而养血润燥，益智安神。"

荔　枝

【性味】性温，味甘。

【功用】健脾补心，养血安神，温中止痛，和胃止呃，固肠止泻。

【适应证】脾胃气虚，心悸怔忡，失眠多梦，胃寒疼痛，呕吐呃逆，人便溏薄，五更泄泻。

【现代应用】慢性胃肠炎、贫血、神经衰弱、记忆力减退等。

【营养成分及作用】含葡萄糖、蔗糖、蛋白质、脂肪、胡萝卜素、维生素 B_1、维生素 B_2、维生素 C、叶酸、柠檬酸、苹果酸、钙、磷、铁、精氨酸、色氨酸等成分；含有丰富的糖分，能补充能量、增加营养，对大脑组织有补养作用和镇静作用，能增强记忆、减轻大脑紧张疲劳，可改善失眠、健忘等症；含有丰富的维生素和蛋白质，有助于增强机体免疫功能，提高抗病能力。

【用法】生食或煮粥食用等。

【使用注意】阴虚火旺、牙龈肿痛、鼻衄者忌食。糖尿病患者慎食。

【文献摘要】

《食疗本草》："食之通神益智，健气及颜色，多食则发热。"

《玉楸药解》："味甘，性温，入足太阴脾、足厥阴肝经。暖补脾精，温滋肝血。""荔枝甘温滋润，最益脾肝精血。木中温气，化火生神，人身之至宝。温气亏损，阳败血寒，最宜此味。功与龙眼相同，但血热宜龙眼，血寒宜荔枝。木郁血热，火泄金燔者，食之则龈肿鼻衄，非所当服。"

《饮食须知》："味甘性热。多食发热、烦渴、口干、衄血，鲜者尤甚，令即龈肿口痛。"

乌 梅

【性味】性平，味酸、涩。

【功用】生津止渴，敛肺止咳，涩肠止泻，安蛔止痛。

【适应证】虚热烦渴，肺虚咳嗽，久泻久痢，蛔厥腹痛，恶心呕吐。

【现代应用】慢性胃肠炎、萎缩性胃炎、慢性胆囊炎、慢性痢疾、胆道蛔虫病、妊娠恶阻等。

【营养成分及作用】含有丰富的钾，有利尿、维持体内酸碱平衡和正常心律的作用；含儿茶酸，能促进肠蠕动；含多种有机酸，有改善肝脏机能的作用；所含梅酸可软化血管，推迟血管硬化，具有防老抗衰作用。

【用法】生食或煮粥等。

【使用注意】菌痢、肠炎患者初期忌食。咳嗽多痰、胸膈痞闷患者慎食。

【文献摘要】

《饮食须知》："味酸，性平。多食损齿伤筋，蚀脾胃，令人膈上痰热。服黄精人忌之。不可与猪羊肉、麋鹿、獐肉同食。"

《顾松园医镜》："酸平，入肺、脾二经。解马汁毒、硫黄毒。主赤痢，而止便血崩中（酸能敛血，酸能固肠），止久嗽而能下气除烦。"

杨 梅

【性味】性微温，味酸、甘。

【功用】健脾和胃，生津止渴，消食止泻。

【适应证】胃阴不足，饮食不消，呕逆少食，咽干口渴，腹泻痢疾。

【现代应用】急慢性胃肠炎、痢疾、慢性咽喉炎及癌症患者放疗、化疗后等。

【营养成分及作用】含有多种维生素和有机酸，富含维生素 C，可直接参与体内糖的代谢和氧化还原过程，增强毛细血管的通透性，有降血脂、抑制肿瘤细胞在体内生成的作用；所含果酸能增加食欲，促进消化，有阻止体内的糖向脂肪转化的功能，有助于减肥。

【用法】生食、煎汤或浸酒服用。

【使用注意】胃酸分泌过多者不宜空腹食用。

【文献摘要】

《饮食须知》："味酸甘，性温。多食发疮助热生痰，损齿伤筋。有火病者勿食，忌与生葱同食。"

《本草纲目》："酸、甘、温、无毒。主治下痢不止，头痛不止，恶疮疥癣，牙痛。"

《玉楸药解》："味酸、甘，微温，入手太阴肺经。除痰止呕，解渴断痢。杨梅酸涩降敛，治心肺烦郁，止呕食吐酒，疗痢疾损伤，止血衄。"

石 榴

【性味】性温，味甘、酸涩。

【功用】消食和胃，生津止渴，收敛止血，涩肠止痢，祛积杀虫。

【适应证】伤津耗气，烦渴欲饮，口燥咽干，便血崩漏，带下量多，久泻久痢，虫积腹痛。

【现代应用】消化性溃疡、慢性胃肠炎、慢性痢疾、高血压病、冠心病、动脉粥样硬化等。

【营养成分及作用】含有维生素 C 及 B 族维生素，有机酸、糖类、蛋白质、脂肪，以及钙、磷、钾等矿物质。含有多种氨基酸和微量元素，具有抗溃疡、软化血管、降血脂和降血糖等多种功能，对冠心病、高血压病有一定的预防作用。

【用法】生食或榨汁饮用。

【使用注意】糖尿病、盆腔炎性疾病、泌尿系感染、便秘患者忌食。

【文献摘要】

《饮食须知》："味甘酸涩，性温。多食令人损肺，伤齿令黑，恋膈生痰。凡服食药物人忌之。"

《药性切用》："石榴皮，酸涩，性温，涩肠止久痢，醋炒用。石榴肉，酸甘，性涩，能止崩中，多食损肺坏齿。"

樱 桃

【性味】性温，味甘、微酸。

【功用】益气补中，生津止渴，滋补肝肾，养血活血。

【适应证】脾胃虚弱，气血不足，头晕心悸，面色无华，四肢乏力，食少纳差，腹泻便溏；肝肾不足，腰膝酸软，遗精滑泻。

【现代应用】高血压病、高脂血症、痛风、冠心病、缺铁性贫血及癌症的防治。

【营养成分及作用】含有丰富的花色苷和花青素，可以降血糖、降血脂，增加血管松弛度，有助于降低血栓形成，具有保护心脑血管系统的作用，以及明显的抗氧化、抗炎、镇痛、降尿酸、抗痛风、抗肿瘤的作用；含铁量高，可以促进人体蛋白质合成、促进血红蛋白再生及能量代谢等过程，具有抗贫血作用；所含蛋白质、糖、磷、胡萝卜素、维生素 C 等，均具有护肤美白祛斑的作用。

【用法】生食、煎汤、浸酒或蜜渍服用。

【使用注意】糖尿病患者忌食。虚热咳嗽及热性病患者慎食。

【文献摘要】

《千金翼方》："味甘，主调中，益脾气，令人好颜色，美志。"

《本草纲目》："甘、热、涩、无毒。调中、益脾、止痢。"

《饮食须知》："味甘涩，性热。多食令人呕吐，立发暗风，伤筋骨，败血气，助虚热。小儿食之过多，无不作热。有寒热病患不可食。宿有湿热病及喘嗽者，食之加剧，且有死者。过食太多，发肺痈肺痿。"

车厘子

【性味】性温，味甘、微酸。

【功用】和胃健脾，益气养血，养颜驻容，祛风胜湿。

【适应证】脾胃虚弱，食少纳呆，气血不足，头晕心悸，面色无华，或风湿痹痛。

【现代应用】高血压病、高脂血症、缺铁性贫血、冠心病、风湿性关节炎等。

【营养成分及作用】含有丰富的糖、蛋白质、维生素、矿物质等营养成分，能保持面部皮肤红润嫩白，有抗衰老的作用。所含铁量较高，可促进血红蛋白再生，有效防治缺铁性贫血，增强体质。

【用法】生食、煎汤或蜜渍服用。

【使用注意】糖尿病患者忌食。

香　蕉

【性味】性寒，味甘。

【功用】清热生津，养阴润燥，填精益髓，润肠通便。

【适应证】气津两伤，烦渴欲饮，大便干结，痔疮肛裂。

【现代应用】习惯性便秘、消化性溃疡、肺结核、高血压病、冠心病等。

【营养成分及作用】含有丰富的可溶性纤维，可帮助消化，调整肠胃机能；含有丰富的钾，可降低血压，预防高血压病和心血管疾病，同时可强化肌力及肌耐力，提升脑力；香蕉含铁量高，能刺激血液内的血色素，可缓解贫血。

【用法】去皮生食或榨汁饮用等。

【使用注意】糖尿病患者忌食。脾胃虚寒、腹泻者不宜多食。

【文献摘要】

《本草求原》："止渴润肺解酒，清脾滑肠，脾火盛者食之，反能止泻止痢。"

《本草纲目拾遗》："收麻风毒。两广等地湿热，人多染麻风，所属住处，人不敢处，必种香蕉木本结实于院中，一年后，其毒尽入树中乃敢居。"

菠　萝

【性味】性温，味甘，微酸。

【功用】补中益气，生津止渴，消食利尿，祛湿止泻。

【适应证】脾胃气虚，食少纳差，腹中痞闷，小便不利，大便泄泻；暑热津伤，热病烦渴。

【现代应用】慢性胃肠炎、慢性肾炎、高血压病、高脂血症、动脉粥样硬化等。

【营养成分及作用】所含的蛋白质分解酶可以分解蛋白质，增加肠胃蠕动，帮助消化，并能改善局部血液循环，消除炎症和水肿；含有丰富的维生素 B，能防止皮肤干裂，消除身体的紧张感和增强肌体的免疫力；含有酸丁酯，具有刺激唾液分泌及促进食欲的作用。

【用法】生食或榨汁、煎汤饮用等。

【使用注意】糖尿病、过敏体质患者不宜食用。

椰　子

【性味】椰肉性平，味甘；椰汁性温，味甘。

【功用】椰肉益气健脾，消疳杀虫；椰汁生津止渴，利尿消肿。

【适应证】椰肉：脾胃气虚，倦怠乏力，食欲不振，或小儿绦虫、姜片虫病。椰汁：胃阴不足，咽干口渴，暑热烦渴，小便不利。

【现代应用】慢性胃肠炎、慢性肾炎、高血压病、高脂血症、动脉粥样硬化等。

【营养成分及作用】含有丰富的蛋白质、氨基酸、糖类、脂肪、维生素等，能够有效地补充人体的营养成分，提高机体的抗病能力；椰肉及椰汁均有杀灭肠道寄生虫的作用；椰汁含有丰富的钾、镁等矿物质，其成分与细胞内液相似，可纠正脱水和电解质紊乱，具有利尿的作用。

【用法】椰肉生食或蒸煮后食用。椰汁可直接饮用。

【使用注意】病毒性肝炎、脂肪肝、支气管哮喘、胰腺炎、糖尿病等患者忌食。

【文献摘要】

《饮食须知》："味甘，性温。食之昏昏如醉。食其肉，则不饥。饮其浆，则增渴。"

《本草纲目》："椰子瓤：甘，平，无毒。益气，治风。椰子浆：甘，温，无毒。止消渴，治吐血水肿，去风热。"

芒　果

【性味】性温，味甘。

【功用】健脾和胃，化痰止咳，降逆止呕，生津利尿，明目降压。

【适应证】脾胃虚弱，咳嗽痰多，眩晕头痛，恶心呕吐，如坐舟船，痰饮水肿，小便不利。

【现代应用】慢性胃炎、慢性肾炎、慢性咽喉炎、梅尼埃病、高血压病、高脂血症、动脉粥样硬化、乳腺癌、结肠癌等。

【营养成分及作用】含有丰富的蛋白质、氨基酸、糖类、维生素等物质，尤其维生素 C 含量较高，能降低胆固醇、甘油三酯水平，对心血管疾病有一定的调节作用；含有丰富的胡萝卜素，有益于视力；含有芒果苷，有明显的抗脂质过氧化和保护脑神经元的作用，能延缓细胞衰老、提高脑功能、提高红细胞过氧化氢酶活力和降低红血红蛋白含量。

【用法】生食、做蜜饯、盐渍或榨汁饮用。

【使用注意】皮肤过敏、糖尿病及风湿病患者忌食。忌与大蒜等辛辣物质同食。

山　竹

【性味】性凉，味甘、微酸。

【功用】健脾止泻，除烦止渴，清热生津。

【适应证】脾胃虚弱，食少纳呆，便溏泄泻，口干口渴，烧伤烫伤，风疹湿疹。

【现代应用】慢性胃肠炎、烧烫伤、荨麻疹、湿疹、口腔炎等。

【营养成分及作用】含有的碳水化合物可以补充大脑消耗的葡萄糖，缓解脑部葡萄糖供养不足出现的反应；含有蛋白质和脂类，对机体有很好的补养作用，对营养不良、病后恢复都有一定的调养作用。

【用法】生食或煎煮食用等。

【使用注意】糖尿病患者不宜食用。

狝猴桃

【性味】性凉，味甘、酸。

【功用】清热除烦，生津止渴，健脾止泻，利尿通淋。

【适应证】烦热口渴，脾虚泄泻，湿热淋浊，石淋热淋。

【现代应用】慢性腹泻、膀胱炎、肾盂肾炎、尿路结石等。

【营养成分及作用】富含多种维生素及氨基酸。所含维生素 C 的含量极高，可增强机体的免疫功能，有助于降低血液中的胆固醇水平，起到扩张血管和降低血压的作用；含有抗突变成分谷胱甘肽，有利于抑制诱发癌症基因的突变，对多种癌细胞病变都有一定的抑制作用。

【用法】生食或榨汁食用等。

【使用注意】肾病、心脏病、糖尿病患者不宜食用。

【文献摘要】

《证类本草》："味酸、甘，寒，无毒。止暴渴，解烦热，冷脾胃，动泄辟，压丹石，下石淋。热壅反胃者，取汁和生姜汁服之。一名藤梨，一名木子，一名狝猴梨。生山谷。藤生着树，叶圆有毛。其形似鸡卵大，其皮褐色，经霜始甘美可食。"

《食疗本草》："上主下丹石，利五脏。其熟时，收取瓤和蜜煎作煎。服之去烦热，止消渴。久食发冷气，损脾胃。"

《本草纲目》："酸、甘、寒、无毒。止渴，解烦热，下淋石，调中下气。"

《得配本草》："酸、甘、寒。入足少阴、阳明经。止暴渴，解烦热，调中下气。有实热者宜之。食冷脾胃，动泄 。"

红毛丹

【性味】性温，味甘、微酸。

【功用】补气养血，美容养颜。

【适应证】气血不足，心慌气短，四肢倦怠，头目眩晕，面色无华。

【现代应用】缺铁性贫血、再生障碍性贫血、维生素 C 缺乏症、低血压、黄褐斑等。

【营养成分及作用】含有丰富的维生素、氨基酸、碳水化合物和多种矿物质，如钾、钙、镁磷等，具有为人体补充营养的作用，可增强人体免疫力。含铁量较高，参与血蛋白、细胞色素及各种酶的合成，促进生长发育；在血液中起运输氧和营养物质的作用，可缓解贫血，对头晕、低血压等有一定的改善作用。

【用法】生食，或制蜜饯、果酱、果冻等。

【使用注意】便秘、痔疮、高血压病患者不宜多食。

榴　莲

【性味】性温，味甘。

【功用】健脾益气，补肾助阳，温经活血，散寒止痛，利湿退黄，杀虫止痒。

【适应证】脾肾阳虚，久泻久痢，食少便溏，畏寒肢冷，精血不足，须发早白；冲任虚寒，崩中漏下，经期腹痛；黄疸疥癣，皮肤瘙痒。

【现代应用】慢性肠炎、痢疾、缺铁性贫血、维生素 C 缺乏症、高血压病、痛经、月经不调等。

【营养成分及作用】含有丰富的蛋白质、维生素、脂肪、碳水化合物和纤维素，以及钙、铁、磷、钾、钠、镁、硒等矿物质。含有丰富的氨基酸，其中谷氨酸含量特别高，能提高机体的免疫功能，调节体内酸碱平衡，以及提高机体对应激的适应能力。含有蛋白水解酶，可以促进药物对病灶的渗透，具有消炎、抗水肿、改善血液循环的作用。

【用法】生食或蒸煮食用。

【使用注意】热病体质和阴虚体质者慎食。糖尿病、肾病、心脏病、高胆固醇血症患者忌食。

第三节　肉蛋类

猪　肉

【性味】性微寒，味甘、咸。

【功用】补气养血，养阴润燥，润泽肌肤。

【适应证】产后血虚，头晕目眩，燥咳无痰，体虚羸瘦，热病伤津，大便干结。

【现代应用】营养不良、贫血、支气管炎、便秘等。

【营养成分及作用】含有丰富的脂肪、蛋白质、碳水化合物、磷、钙、铁，以及维生素 B_1、维生素 B_2 等成分。所含脂肪能提供人体必需脂肪酸；富含有机铁和半胱氨酸，可促进铁吸收，改善缺铁性贫血。

【用法】炒食、煲汤、煮食、蒸食。

【使用注意】高脂血症和肥胖者不宜多食。

【文献摘要】

《本草备要》："猪肉，其味隽永，食之润肠胃，生精液，丰肌体，泽皮肤，固其所也，惟多食则助热生痰，动风作湿，伤风寒及病初愈人为大忌耳。"

《随息居饮食谱》："甘咸平。补肾液，充胃汁，滋肝阴，润肌肤，利二便，止消渴，起尪羸。"

猪 肤

【性味】性凉，味甘。

【功用】利咽消肿，养阴清热，丰泽肌肤。

【适应证】肌肤干燥，咽喉肿痛。

【现代应用】皮肤皲裂、急性咽炎等。

【营养成分及作用】含有胶质、蛋白质、脂肪、铁、钙、磷、B族维生素、硫氨酸、烟酸及胆固醇等。所含蛋白质的主要成分是胶原蛋白、弹性蛋白，能改善机体生理功能和皮肤组织细胞的储水功能，使细胞得到滋润，保持湿润状态，有防止皮肤过早褶皱，延缓皮肤衰老的作用。

【用法】煲汤、油炸、烧烤。

【使用注意】肝病、动脉粥样硬化、高血压病患者应少食或忌食。

【文献摘要】

《随息居饮食谱》："猪肤甘凉，清虚热，治下利、心烦、咽痛，今医罕用此药矣。若无心烦、咽痛兼症者，是寒滑下利，不宜用此。"

《长沙药解》："猪肤，利咽喉而消肿痛，清心肺而除烦满。《伤寒》猪肤汤治少阴病下利咽痛，胸满心烦者，猪肤、白蜜清金而止痛，润燥而除烦，白粉涩滑溏而收泄利也。肺金清凉而司皮毛，猪肤善于清肺，肺气清降，浮火归根，则咽痛与烦满自平也。"

猪 蹄

【性味】性平，味甘、咸。

【功用】通经下乳，补血托疮。

【适应证】产后乳少，营血亏虚，痈疽疮毒。

【现代应用】产后缺乳、贫血、蜂窝织炎等。

【营养成分及作用】含有丰富的蛋白质、胶质，能增强皮肤韧性和弹性，具有延缓衰老和促进儿童生长发育的作用。

【用法】煲汤。

【使用注意】肝病、胆囊炎、胆结石、动脉硬化、高血压病、高脂血症患者应少食或忌食。

【文献摘要】

《随息居饮食谱》："猪蹄，填肾精而健腰脚，滋胃液以滑皮肤，长肌肉可愈漏疡，助血脉能充乳汁，较肉尤补。"

猪　心

【性味】性平，味甘咸。

【功用】养心补血，定惊安神。

【适应证】心虚失眠，精神恍惚，惊悸自汗。

【现代应用】神经衰弱、心脏神经官能症等。

【营养成分及作用】含有蛋白质、脂肪、磷、钙、铁、维生素 B_1、维生素 B_2、维生素 C 及烟酸等，具有增强心肌收缩力，增加心肌营养的作用。

【用法】煮食、炒食。

【使用注意】高胆固醇血症者忌食。

【文献摘要】

《本草图经》："猪心，主血不足，补虚劣。"

《备急千金要方》："（猪）心，主惊邪忧恚，虚悸气逆，妇人产后中风，聚血气惊恐。"

猪　肝

【性味】性温，味甘、苦。

【功用】养肝明目，养血补血。

【适应证】视物昏花，气血虚弱，面色萎黄，肢体浮肿。

【现代应用】夜盲症、脚气病、缺铁性贫血、眼干燥症、小儿麻疹病后角膜软化症。

【营养成分及作用】含高蛋白质、低脂肪、碳水化合物、磷、钙、铁、铜、锌、维生素 B_1、维生素 B_2、烟酸及维生素 C 等。富含维生素 A，能维持正常生长和生殖机能，保护眼睛，维持正常视力，防止眼睛干涩、疲劳，维持健康的肤色；所含铁质丰富，对贫血病人造血系统的生理功能有一定的调节和改善作用。

【用法】炒食、煮熟凉拌。

【使用注意】高脂血症患者忌食。

【文献摘要】

《备急千金要方》："（猪）肝，主明目。"

《本草拾遗》："猪肝，主脚气。空心，切作生，以姜醋进之，当微泄。若先痢，即勿服。"

猪　骨

【性味】性凉，味甘、咸。

【功用】滋阴生精，丰泽肌肤，补肾健骨。

【适应证】肌肤干燥，肾虚脚弱，腰膝酸软，五心烦热。

【现代应用】肌肤干燥、缺钙、骨骼生长发育不良、骨折等。

【营养成分及作用】含有脂肪、蛋白质、维生素及大量磷酸钙、骨黏蛋白、骨胶原。能补充人体所必需的骨胶原等物质，增强骨髓造血功能，有助于骨骼的生长发育，具有延缓衰老的作用。

【用法】煲汤。

【使用注意】感冒发热、急性肠炎者忌食。

【文献摘要】

《本草纲目》："颊骨煎汁服，解丹药毒。"

《王圣俞手集》："猪项上蜻蜓骨烧灰，涂一切头项疽毒，凡脑疽、鬓发、对口等症，麻油调敷。"

猪　血

【性味】性温，味甘。

【功用】解毒清肠，补血美容。

【适应证】头风眩晕，血虚萎黄，中满腹胀，食物中毒，疫毒火毒。

【现代应用】贫血、食物中毒、宫颈糜烂等。

【营养成分及作用】富含维生素 B_2、维生素 C、蛋白质、铁、钙、磷和烟酸。所含蛋白质较高，为人体所需营养成分，易被消化和吸收，能提高人体免疫力。所含铁量丰富，具有血液中起运输氧和营养物质的作用，可促进生长发育，对缺铁性贫血有一定的改善作用。

【用法】炒食、煮食。

【使用注意】高胆固醇血症、高血压病、冠心病患者应少食，上消化道出血忌食。

【文献摘要】

《本草纲目》："清油炒食，治嘈杂有虫。"

《日华子本草》："生血，疗奔豚气。"

火　腿

【性味】性温，味甘、咸。

【功用】健脾和胃，养血填精，补肾壮阳。

【适应证】纳呆食少，脾虚久泻，腰膝酸软，虚劳怔忡。

【现代应用】消化不良、慢性肠炎等。

【营养成分及作用】含丰富的蛋白质、脂肪、十多种氨基酸、多种维生素和矿物质等，为人体所需营养物质，能提高人体免疫机能，有加速创口愈合的作用。

【用法】炒食、煮食。

【使用注意】胃及十二指肠溃疡患者禁食。急慢性肾炎、浮肿、水肿、腹水者忌食。

【文献摘要】

《藏药秘诀》："火腿，生津，益血脉，固骨髓，壮阳，止泄泻，虚痢，蓐劳，怔忡，开胃安神。"

《随息居饮食谱》："火腿，补脾开胃，滋肾生津，益气血，充精髓，治虚劳怔忡，止虚痢泄泻，健腰脚，愈漏疮。"

牛 肉

【性味】性温，味甘。

【功用】补血益气，滋养脾胃，强筋健骨。

【适应证】面色萎黄，体虚自汗，神疲乏力，畏寒肢冷，腰膝酸软，久泻脱肛。

【现代应用】发育不良、贫血、术后创口不愈、久病体虚等。

【营养成分及作用】含有 B 族维生素、磷、钙、铁、胆固醇等。所含蛋白质较高，为人体所需营养成分，能提高机体抗病能力，促进生长发育，增强组织修复，有助于手术后、病后的调养。

【用法】煮食、炒食、炖食。

【使用注意】皮肤病、肝病、肾病患者应慎食。

【文献摘要】

《医林纂要》："牛肉味甘，专补脾土，脾胃者，后天气血之本，补此则无不补矣。"

羊 肉

【性味】性温，味甘。

【功用】补养气血，温中补虚，补肾壮阳。

【适应证】气血两亏，体虚怕冷，虚寒哮喘，风寒咳嗽，脾胃虚寒，腹部冷痛，面黄肌瘦，产后缺乳，尿频阳痿，腰膝酸软。

【现代应用】贫血、慢性胃肠炎、慢性支气管炎、哮喘、产后缺乳、性功能障碍。

【营养成分及作用】含有蛋白质、钾、铁、镁、钙、磷、锌、锰、硒、铜、维生素 A、E 等。能增强消化酶功能，保护胃壁，帮助消化；含有磷酸钙、碳酸钙、骨胶原等成分，对再生不良性贫血有一定的治疗作用。

【用法】蒸、煮、炖、烤。

【使用注意】热性病证者忌食。

【文献摘要】

《名医别录》："羊肉，主缓中，字乳余疾，及头脑大风汗出，虚劳寒冷，补中益气，安心止惊。"

李杲："羊肉，甘热，能补血之虚，有形之物也，能补有形肌肉之气。凡味与羊肉同者，皆可以补之。故曰补可去弱，人参、羊肉之属也。人参补气，羊肉补形也。"

狗 肉

【性味】性温，味咸、酸。

【功用】补气养血，温肾壮阳，强筋健骨。

【适应证】脘腹胀满，腹部冷痛，耳鸣耳聋，腰膝冷痛，浮肿肢厥，小便频数，阳痿早泄，精神不振。

【现代应用】贫血、营养不良、慢性胃肠炎、性功能障碍、慢性肾炎等。

【营养成分及作用】富含蛋白质，球蛋白比例高，含有脂肪、维生素 A、维生素 B_2、维生素 E、锌、铁、钙等。能明显增强机体抗病力、细胞活力及器官功能。提高消化能力，促进血液循环，改善性功能。

【用法】炒食、炖食。

【使用注意】阴虚火旺体质、咳嗽、感冒、发热、腹泻、脑血管病患者均不宜食用。

【文献摘要】

《日华子本草》："补胃气，壮阳，暖腰膝，补虚劳，益气力。"

《本草纲目》："脾胃属土，喜暖恶寒。犬性温暖，能治脾胃虚寒之疾，脾胃温和，而腰肾受廕矣。若素常气壮多火之人，则宜忌之。"

兔 肉

【性味】性凉，味甘。

【功用】生津止渴，补益中气，滋阴养颜，凉血解毒。

【适应证】消渴羸瘦，脾胃虚弱，胃热呕吐，大便下血。

【现代应用】营养不良、消化道出血、糖尿病等。

【营养成分及作用】富含蛋白质、多种维生素和 8 种人体所必需的氨基酸，能保护血管壁，阻止血栓形成，具有降低血压的作用；富含卵磷脂，有促进大脑和其他器官发育的作用。

【用法】烤、炒、焖、红烧、粉蒸、炖汤。

【使用注意】脾胃虚寒所致的呕吐、泄泻忌食。

【文献摘要】

《唐本草》："兔膏，主耳聋。"

《本草纲目》："今俗以兔肉饲小儿，云令出痘稀，盖亦因其性寒而解热耳。故又能治消渴。若痘已出及虚寒者宜戒之。刘纯《治例》云：反胃结肠，甚者难治，常食兔肉，则便自行，又可证其性之寒利矣。"

鸡 肉

【性味】性温，味甘。

【功用】温中补气，丰润肌肤，养血乌发，活血通脉，补肾益精，强筋健骨。

【适应证】面色无华，神疲乏力，虚劳羸瘦，畏寒肢冷，产后缺乳，月经不调。

【现代应用】营养不良、产后缺乳、贫血等。

【营养成分及作用】含有丰富蛋白质，易被人体吸收利用，有增强免疫力的作用；含有脂肪、维生素 A、维生素 C、维生素 B_1、维生素 B_2、烟酸、胆固醇、磷、钙、铁等多种成分；含有磷脂类，对人体生长发育有促进作用。

【用法】炒、煮、炖食。

【使用注意】实证、热证或邪毒未清者不宜服。

【文献摘要】

《神农本草经》："丹雄鸡：主女人崩中漏下，赤白沃，补虚温中，止血，杀毒。黑雌鸡：主风寒湿痹，安胎。"

《名医别录》："丹雄鸡：主久伤乏疮。白雄鸡：主下气，疗狂邪，安五脏，伤中，消渴。黄雌鸡：主伤中，消渴，小便数不禁，肠澼泄利，补益五脏，续绝伤，疗劳，益气力。乌雄鸡：主补中止痛。"

鸡 蛋

【性味】性平，味甘。

【功用】健脾养血，安神益智，滋阴安胎。

【适应证】阴血不足，心悸怔忡，头目眩晕，夜盲昏花，健忘失眠，病后体虚，胎动不安，产后乳少。

【现代应用】神经衰弱、营养不良、夜盲症等。蛋黄油外敷可用于婴儿湿疹。

【营养成分及作用】含有维生素、卵磷脂、胆固醇、矿物质、糖类，以及蛋白质和人体必需的8种氨基酸；所含胆碱对神经系统和身体发育有促进的作用；蛋黄中的卵磷脂可促进肝细胞的再生，提高人体血浆蛋白量，增强机体的代谢功能和免疫功能；所含蛋白质对肝脏组织损伤有修复作用；含有丰富的硒元素，有防癌抗癌的作用。

【用法】煮、蒸、炒、沸水冲服等。

【使用注意】不宜生食，需煮熟食用。高胆固醇血症者少食或忌食。

【文献摘要】

《本草纲目》："卵白，其气清，其性微寒；卵黄，其气浑，其性温；卵则兼黄白则用之，其性平。精不足者，补之以气，故卵白能清气，治伏热、目赤、咽痛诸疾。形不足者，补之以味，故卵黄能补血，治下痢、胎产诸疾。卵则兼理气血，故治上列诸疾也。"

《本草经疏》："鸡子，味甘，气平，无毒。凡痫痓皆火热为病，鸡子之甘，能缓火之标，平即兼凉，能除热，故主痫痓及火疮，并治伤寒少阴咽痛。"

鸭 肉

【性味】性寒，味甘。

【功用】化痰止咳，养阴益胃，利水消肿。

【适应证】咽干口渴，病后体虚，肺胃阴虚，干咳少痰，骨蒸潮热，盗汗遗精，月经量少。

【现代应用】肺结核、肝硬化腹水、慢性肾炎水肿、营养不良、癌症患者及放疗化疗后、糖尿病等。

【营养成分及作用】含有脂肪、蛋白质、糖类、磷、钙、铁、维生素 B_1、维生素 B_2、烟酸等。所含脂肪酸主要是低碳饱和脂肪酸与不饱和脂肪酸，其化学成分近似橄榄油，有降低胆固醇的作用，对心脑血管疾病有一定的防治作用。

【用法】煮食、煎汤或红烧。

【使用注意】脾胃阴虚，经常腹泻者忌食。

【文献摘要】

《本草纲目》："凫，名野鸭，其肉甘、凉、无毒。补中益气，平胃消食。身上有小热疮年久不愈者，多食野鸭可以治好。"

《中华本草》："凫肉，别名野鸭、水鸭。味甘、性凉。补中益气，和胃消食，利水，解毒。主病后体弱，食欲不振，虚羸乏力，脾虚水肿，脱肛，久疟，热毒疮疖。"

鸭　蛋

【性味】性凉，味甘。

【功用】滋阴生津，清肺益胃。

【适应证】恶心欲呕，肺阴亏虚，咽干口渴，干咳少痰，大便干燥。

【现代应用】支气管炎、肺结核、胃炎、便秘等。

【营养成分及作用】含脂肪、蛋白质、碳水化合物、胆固醇、叶酸、维生素 A、维生素 B_1、维生素 B_2、维生素 E、烟酸、磷、钙、铁、钾等营养成分。所含铁量丰富，具有造血功能，参与血蛋白、细胞色素及各种酶的合成，能预防贫血，促进生长发育。

【用法】煎、煮、蒸、炒等。

【使用注意】高脂血症、动脉硬化及脂肪肝者慎食。

【文献摘要】

《医林纂要》："鸭卵，补心清肺，止热咳，治喉痛齿痛；百沸汤冲食，清肺火，解阳明结热。"

鹅　肉

【性味】性平，味甘。

【功用】补虚益气，止渴健胃，化痰止咳，解铅毒。

【适应证】气短乏力，身体虚弱，口渴咽干，食欲不振。

【现代应用】营养不良、肺气肿、急慢性支气管炎、哮喘、慢性肾炎。

【营养成分及作用】含脂肪、蛋白质、钙、铁、磷、铜、锰和维生素 A、维生素 B_1、维生素 B_2、维生素 C 等成分。含有人体生长发育所必需的各种氨基酸。含有不饱和脂肪酸、亚麻酸较高，易被消化吸收，是大脑和脑神经的重要营养成分，有利于增强记忆和促进智力发育。

【用法】炒食、炖汤。

【使用注意】温热内蕴、皮肤疮毒、瘙痒症及痼疾者忌食。

【文献摘要】

《本草求真》："味甘不补，味辛不散，体润而滞，性平而凉，人服之而可以解五脏之热，及于服丹之人最宜者，因其病属体实气燥，得此甘平以解之也。煮汁能止渴者，以其肉多肥腻而壅不渴之义也。发风发疮发毒，因其病多湿热，得此湿胜气壅外发热出者意也。"

《随息居饮食谱》："甘温，暖胃升津，性与葛根相似。能解铅毒，故造银粉者，月必一食也。鲜美，补虚益气，味较鸡、鹜为浓。"

鹅 蛋

【性味】性凉，味甘。

【功用】补益中气，益智清脑，敛疮止痛。

【适应证】神疲健忘，热毒疮疡，水火烫伤。

【现代应用】记忆力减退。蛋清治水火烫伤、疮疡肿毒等。

【营养成分及作用】含有脂肪、蛋白质、铁、钙、磷、维生素 A、维生素 D、维生素 E、维生素 B$_1$、维生素 B$_2$、烟酸等。所含多种蛋白质中富有人体所必需的各种氨基酸，是完全蛋白质，易于人体消化吸收，有助于提高机体免疫功能；蛋黄含有卵磷脂，对脑及神经组织的发育有一定作用。

【用法】煎、煮、蒸、炒食。止痛外用。

【使用注意】内脏损伤患者忌食。

【文献摘要】

《随息居饮食谱》："（鹅）其卵补中，滞气更甚于鸡。"

鸽 肉

【性味】性温，味甘、咸。

【功用】补益气血，滋肾养肝，祛风解毒。

【适应证】气血亏虚，头发花白，毛发脱落，腰膝酸软，健忘失眠。

【现代应用】营养不良、贫血、早衰、高血压病、神经衰弱、性功能障碍等。

【营养成分及作用】含有丰富的蛋白质，所含蛋白质中有人体必需氨基酸。含有铁、钙、铜等微量元素及维生素 A、B 族维生素、维生素 E 等。含有较多的精氨酸和支链氨基酸，可促进体内蛋白质的合成，加快创伤愈合。含有丰富的泛酸，对白发、脱发和早衰等有一定的疗效。

【用法】炖、烤、炸食。

【使用注意】阴虚火旺及湿热体质慎食。

【文献摘要】

《本草经疏》："鸽，《本经》虽云调精益气，其用止长于去风解毒。然而未必益人，故孟诜云：食多减药力。今世劳怯人多畜养及煮食之，殊未当也。"

鸽 蛋

【性味】性平，味甘、咸。

【功用】益气补虚，滋肾养肝，润泽肌肤。

【适应证】气血亏虚，疲乏无力，心悸失眠，腰膝酸软，阳痿早泄，月经不调。

【现代应用】性功能障碍、贫血、营养不良等。

【营养成分及作用】鸽蛋含有大量优质蛋白质及少量脂肪、糖分、磷脂、钙、铁、维生素 A、维生素 B$_1$、维生素 D 等营养成分；能够增强人体免疫和造血功能，对产妇产后恢复和调理、手术后的伤口愈合有一定疗效。

【用法】煎、炒、煮食。

【使用注意】食积胃热者、孕妇不宜食用。

【文献摘要】

《本草纲目》："鸽卵，解疮毒，痘毒。"

鹌鹑肉

【性味】性平，味甘。

【功用】补益中气，清热利湿。

【适应证】食欲不佳，形体消瘦，体虚乏力，头目眩晕，浮肿泻痢。

【现代应用】贫血、营养不良、神经衰弱、急慢性肾炎、肥胖症、高血压病、动脉粥样硬化、糖尿病等。

【营养成分及作用】含有丰富的卵磷脂，可生成溶血磷脂，阻止血栓形成，抑制血小板凝聚，保护血管壁，阻止动脉硬化。

【用法】炸、炒、烤、焖、煎汤。

【使用注意】肝功能不全者慎食。

【文献摘要】

《食经》："鹌鹑，主赤白下痢，漏下血，暴风湿痹，养肝肺气，利九窍。"

《本草求原》："补土续气，调肺利水湿。治腹大如鼓，泻痢，疳积。"

鹌鹑蛋

【性味】性平，味甘。

【功用】补益气血，强壮筋骨，美肤养颜。

【适应证】失眠多梦，神疲乏力，心悸怔忡，月经不调。

【现代应用】贫血、营养不良、神经衰弱、肋膜炎、心脏病等。

【营养成分及作用】含有维生素 A、维生素 B_1、维生素 B_2、蛋白质、赖氨酸、胱氨酸、磷脂、铁、钙、磷等。有促进机体代谢、提高机体免疫能力的作用；所含维生素 A、B 族维生素、铁，可促进生长发育；含有磷脂，有助于大脑发育。

【用法】蒸、煮、炒、炸。

【使用注意】脑血管病人不宜多食鹌鹑蛋。

附：

牛　乳

【性味】性平，味甘。

【功用】补肺益胃，生津润肠。

【适应证】气血不足，体质羸弱，反胃噎膈，消渴便秘。

【现代应用】营养不良、贫血、高脂血症、糖尿病、便秘、重金属盐中毒等。

【营养成分及作用】含有脂肪、蛋白质、碳水化合物、磷、钙、铁、维生素 B_1、维生素 B_2、烟酸、维生素 A 及维生素 C。牛乳的蛋白质主要是酪蛋白，含人体必需氨基酸。从牛乳中分离出的胸腺嘧啶和乳清酸能抑制胆固醇生物合成酶，有降低胆固醇的作用。牛初乳制剂含有丰富的胰岛素样生长因子 -1，能促进周围组织对糖的利用，有降血糖作用。

【用法】直接饮用。

【使用注意】忌与酸性果汁同时食用。

【文献摘要】

《本草经疏》："牛乳乃牛之血液所化，其味甘，其气微寒无毒。甘寒能养血脉，滋润五脏，故主补虚羸，止渴。"

《重庆堂随笔》："牛乳滋润补液，宜于血少无痰之证，惟性温而腻，若有痰火者，反能助痰滞膈而增病也。"

羊　乳

【性味】性平，味甘。

【功用】补血养胃，补肾润肠，解毒疗疮。

【适应证】消渴反胃，虚痨羸瘦，嗳气呃逆，口疮漆疮。

【现代应用】营养不良、口腔溃疡、糖尿病、便秘等。

【营养成分及作用】含有蛋白质、脂肪、碳水化合物、镁、钾、钠、钙、铁、锌、磷、铜、锰、硒、维生素 A、维生素 B_1、维生素 B_2、维生素 C、泛酸和烟酸等。所含脂肪球小，酪蛋白结构与人乳相似，易被吸收，为人体所需营养成分。含有细胞生长促进因子，具有促进细胞生长的作用。

【用法】直接饮用。

【使用注意】不宜长时间高温蒸煮。

【文献摘要】

《本草纲目》："羊乳，白牝者佳，丹溪言反胃人宜时时饮之，取其开胃脘、大肠之燥也。"

燕　窝

【性味】性平，味甘。

【功用】补中益气，滋阴润肺，美容养颜。

【适应证】体质虚弱，胃脘疼痛，咳嗽哮喘，自汗盗汗，咯血吐血，久泻久痢。

【现代应用】营养不良、急慢性胃炎、慢性支气管炎、肺气肿、支气管扩张、肺结核、汗症等。

【营养成分及作用】含有碳水化合物、蛋白质、钙、铁、磷、钠、钾及胱氨酸、赖氨酸和精氨酸等。所含有的水溶性物质和表皮生长因子可直接刺激细胞分裂、再生、组织重建，对人体细胞的滋补、复原起着一定的作用。

【用法】炖食。

【使用注意】虚寒体质慎食。

【文献摘要】

《本经逢原》："燕窝甘、平。能使金水相生，肾气上滋于肺，而胃气亦得以安，食品中之最驯良者。"

《本草求真》："燕窝，入肺生气，入肾滋水，入胃补中，俾其补而不致燥，润不致滞，而为药中至平至美之味者也，是以虚痨药石难进，用此往往获救，义由于此。"

第四节　水产类

鲫　鱼

【性味】性温，味甘。

【功用】益气通乳，健脾和胃，利水消肿。

【适应证】气血虚弱，乳汁减少，食少纳呆，呕吐泄泻；脾虚水肿，小便不利。

【现代应用】慢性胃肠炎、慢性肾炎、肝硬化腹水、产后缺乳等。

【营养成分及作用】含有丰富的蛋白质，易于消化吸收，可提高免疫力，增强抗病能力，是肝肾疾病、心脑血管疾病患者的良好蛋白质来源，对肝炎、肾炎、高血压病、心脏病、慢性支气管炎等有一定的改善作用。

【用法】煎汤、煨食、蒸熟食用。

【使用注意】感冒发热期间不宜食用。

【文献摘要】

《饮食须知》："味甘，性温。同蒜食，助热。同沙糖食，生疳虫。同芥菜食，发浮肿。同鸡、雉、鹿、猴肉及猪肝食，生痈疽。服麦门冬者，食之害人。鲫鱼子忌同猪肝食。"

《得配本草》："甘，平。入足阳明经。和胃实肠，通阴利水。（诸鱼属火，惟此属土。）得茴香末蘸服，治疝气。配山药，捣敷便毒。入赤小豆，煮食，消水肿。填葱于腹煨研，治膈气。利水，取汁煎药。多食动火。"

草　鱼

【性味】性温，味甘。

【功用】温胃健脾，平肝明目，祛风除湿。

【适应证】脾胃虚寒，脘腹疼痛，畏寒喜暖，肝肾亏虚，肝阳上亢，头晕目眩；风湿痹痛，关节肿痛，麻木不仁。

【现代应用】高血压病、脑血管疾病、中风、骨关节炎、类风湿性关节炎等。

【营养成分及作用】含有蛋白质、脂肪、钙、磷、铁、维生素 B_1、维生素 B_2、烟酸等营养成分。含有丰富的硒元素，具有延缓衰老、抗肿瘤的作用；所含的不饱和脂肪酸对血液循环有利，对心脑血管患者有一定的改善作用。

【用法】煎汤或红烧食用等。

【使用注意】皮肤病、红斑狼疮患者忌食。

【文献摘要】

《随息居饮食谱》："甘温。暖胃和中。"

《饮食须知》："味甘，性温。多食发诸疮及湿毒流气、痰核病。"

白 鲢

【性味】性温，味甘。

【功用】温中健脾，益气和胃，渗湿止泻，利水消肿。

【适应证】脾胃虚寒，脘腹疼痛，畏寒喜暖，腹泻便溏，食欲不振；久病体虚，年老体弱，小便不利，肢体水肿。

【现代应用】慢性胃肠炎、慢性肝炎、肝硬化腹水、慢性肾炎等。

【营养成分及作用】含有丰富的蛋白质、脂肪、维生素、铁、钾、钙、硒等营养物质，可促进智力发育，降低胆固醇对血液黏稠度的影响，对预防恶性肿瘤、心脑血管疾病等有一定的作用。

【用法】煎汤或红烧食用。

【使用注意】皮肤病、红斑狼疮患者忌食。

【文献摘要】

《饮食须知》："味甘，性温。多食令人热中发渴，或发疮疥。"

花 鲢

【性味】性温，味甘。

【功用】健脾暖胃，填精益髓，温中利水。

【适应证】脾胃虚寒，脘腹疼痛，畏寒喜暖，食少纳呆，呕吐泄泻；脑髓空虚，头晕目眩，腰膝酸软，小便不利，下肢水肿。

【现代应用】慢性胃肠炎、慢性肝炎、慢性肾炎、水肿、脊髓空洞症等。

【营养成分及作用】含有丰富的蛋白质、脂肪、维生素、烟酸、铁、钾、钙、磷等营养物质，可改善血脂、降低胆固醇水平；并且富含磷脂和改善记忆力的垂体后叶素，能有效提高记忆力，改善智力。

【用法】煎汤或红烧食用等。

【使用注意】瘙痒性皮肤病、痈疽疔疮、目赤肿痛者忌食。红斑狼疮者慎食。

【文献摘要】

《饮食须知》："鳙鱼，味甘，性温。状似鲢而色黑，其头最大，俗呼花鲢。鲢之美在腹，鳙之美在头。其目旁有乙骨，食鱼去乙是矣。多食动风热，发疮疥。"

鲶 鱼

【性味】性温，味甘。

【功用】健脾益胃，益气养血，利尿催乳。

【适应证】气血不足，肢体倦怠，头晕目眩；产后乳汁不下，小便不利，肢体浮肿。

【现代应用】再生障碍性贫血、缺铁性贫血、慢性胃炎、慢性肾炎、水肿、产后缺乳等。

【营养成分及作用】含有的蛋白质、脂肪、多种矿物质和微量元素，为人体所需营养成分，能提高免疫力，对妇女产后、营养不良、体虚羸弱者有一定的改善作用。

【用法】煎汤或蒸煮食用。

【使用注意】阴虚火旺者慎用。

【文献摘要】

《饮食须知》："味甘，性寒，有小毒。同牛肝食，患风噎涩。同野猪肉食，令吐泻。同雉肉食，生痈疖。同鹿肉食，令筋甲缩。赤目赤须无腮者，并有毒，误食杀人。反荆芥。"

青　鱼

【性味】性平，味甘。

【功用】和胃健脾，养肝明目，化湿利水。

【适应证】脾胃虚弱，气血不足，倦怠乏力，头目眩晕，视物模糊，脚气水肿。

【现代应用】慢性胃炎、慢性肝炎、慢性肾炎、高脂血症、动脉粥样硬化等。

【营养成分及作用】含有丰富的蛋白质和脂肪，以及硒、碘等微量元素，具有抗衰老、抗肿瘤的作用；富含核酸，可延缓衰老。

【用法】煎汤或煮食。

【使用注意】红斑狼疮、痈疖疔疮、皮肤湿疹、疥疮瘙痒等患者不宜食用。

【文献摘要】

《滇南本草》："味甘，性寒，无毒。治脾、肺、胃三经之气。能和中养肝明目，滋阴调元，暖肾填精。"

《本草求真》："专入肝，兼入脾。味甘，性平。色青。故书载能入肝通气，入脾利水，凡人因于湿热下注而见脚气疼肿，湿热上蒸而见眼目不明，皆当用此调治。"

带　鱼

【性味】性平，味甘、咸。

【功用】滋阴疏肝，益气补血，解毒消痈。

【适应证】产后乳少，病后体虚，头晕目眩，气短乏力，食少羸瘦；外伤出血。

【现代应用】慢性肠炎、慢性肝炎、动脉粥样硬化、冠心病、高血压病等。

【营养成分及作用】所含的脂肪较高，含有不饱和脂肪酸，具有降低胆固醇的作用；含有丰富的镁元素，对心血管系统有很好的保护作用，有利于预防高血压病、心肌梗死等心血管疾病；鱼鳞和银白色油脂层中含有一种抗癌成分6-硫代鸟嘌呤，对胃癌、白血病、淋巴瘤等肿瘤有一定的辅助治疗作用。

【用法】煎汤、红烧或蒸煮食用。

【使用注意】痈疽疔疮、疥癣患者忌食。

【文献摘要】

《本草纲目拾遗》："味咸性毒，宽中开胃。发痼疾，患疮疡人最忌。"

《随息居饮食谱》："甘温暖胃，补虚泽肤。"

鲳 鱼

【性味】性平，味甘。

【功用】健脾和中，益气补血，舒筋活络。

【适应证】气血不足，脾胃虚弱，食少纳呆，呕吐泄泻；四肢麻木，筋骨酸痛。

【现代应用】慢性胃肠炎、冠心病、高脂血症、血栓闭塞性脉管炎等。

【营养成分及作用】含有丰富的微量元素硒和镁，可延缓衰老，防癌抗癌的作用，对冠状动脉硬化等心血管疾病有一定的预防作用；含有丰富的不饱和脂肪酸，可有效降低胆固醇水平，对高脂血症、高胆固醇患者有益。

【用法】煎汤炖服或蒸煮食用。

【使用注意】皮肤过敏病患者忌食。

【文献摘要】

《随息居饮食谱》："甘平补胃，益血充精。"

《饮食须知》："味甘，性平。和生姜粳米煮，骨皆软，其子有毒，食之令人下痢。"

鲈 鱼

【性味】性平，味甘、淡。

【功用】益气健脾，滋补肝肾，和胃安胎。

【适应证】脾胃气虚，食少纳呆，脘腹胀满；肝肾亏虚，头目眩晕，耳鸣耳聋，腰膝酸软；气血不足，胎动不安。

【现代应用】慢性胃炎、慢性肾炎、贫血、妊娠期水肿、习惯性流产、先兆流产、产后乳汁缺乏、手术后伤口难愈合等。

【营养成分及作用】含有丰富的蛋白质、脂肪、无机盐、维生素、糖类及钙、磷、钾、锌、铜、铁、硒等营养成分，具有提高机体免疫力、延缓衰老的作用；含有较高的铜元素，能维持神经系统的正常功能，并参与数种物质代谢的关键酶的功能发挥。

【用法】清蒸、红烧或炖汤食用。

【使用注意】风疹、湿疹、疮疡肿毒患者忌食。

【文献摘要】

《本草衍义》："益肝肾，补五脏，和肠胃。食之宜人，不甚发病。"

《随息居饮食谱》："甘温，微毒。开胃安胎，补肾舒肝。"

鲤 鱼

【性味】性平，味甘。

【功用】和胃健脾，行气消肿，利尿通乳。

【适应证】脾胃气虚，大便泄泻，小便不利，腹胀如鼓，下肢水肿，乳汁不下。

【现代应用】慢性肾炎、黄疸型肝炎、肝硬化腹水、营养不良性水肿、妊娠水肿、先兆流产、产后乳汁缺少等。

【营养成分及作用】含有丰富的蛋白质、脂肪、维生素 A、维生素 D、铁、钾、钙、磷等。所含不饱和脂肪酸有降低胆固醇，防治动脉硬化的作用；含有钾，可调节人体酸碱平衡，能增加肌肉强度，对低钾血症有一定的防治作用。

【用法】清蒸、红烧或炖汤食用。

【使用注意】肺热咳嗽及外感患者慎食。

【文献摘要】

《得配本草》："甘，平。消水肿，治黄胆，止肠澼，散血滞。配阿胶、糯米，治胎动下血（鱼宜煨炭），入矾腹内，纸包泥固煨食，治水肿。"

《饮食须知》："味甘，性平。其胁鳞一道，从头至尾，无大小皆三十六鳞。阴极则阳复，故能发风动火。同犬肉、豆、藿食，令消渴。同葵菜食，害人。天行病后及下痢者、有宿者，俱不可食。风病患食之，贻祸无穷。服天门冬、紫苏、龙骨、朱砂人忌食。"

鳜 鱼

【性味】性平，味甘。

【功用】补脾益胃，养血益气。

【适应证】脾胃气虚，食少纳呆，倦怠乏力，虚劳羸瘦，肠风便血。

【现代应用】慢性胃炎、贫血、肠道蛔虫病、痔疮出血等。

【营养成分及作用】含有丰富的脂肪、蛋白质、维生素及钙、钾、镁、硒等营养成分，易被消化吸收，有提高机体免疫力、抗肿瘤、抗氧化及延缓衰老的作用。

【用法】清蒸、红烧或炖汤食用。

【使用注意】寒湿盛者不宜食用。

【文献摘要】

《饮食须知》："味甘，性平。刺凡十二，以应十二月。误梗害人，以橄榄核磨水，服之可解。"

《本草纲目》："（肉）甘，平，无毒。补虚劳，益脾胃。尾治小儿软疖，胆治骨鲠在喉。"

银 鱼

【性味】性平，味甘。

【功用】健脾和中，补气养血，止咳润肺。

【适应证】小儿疳积，营养不良；脾胃气虚，食少纳呆，倦怠乏力；虚劳咳嗽，干咳无痰。

【现代应用】慢性胃肠炎、贫血、肺结核、慢性支气管炎等。

【营养成分及作用】含有丰富的蛋白质、脂肪、维生素、钙、磷、铁等。有增强人体免疫力的作用；所含烟酸是胰岛素的激活剂，有助于改善糖的代谢。

【用法】清蒸、油炸或炖汤食用。

【使用注意】肺火炽盛之人慎食。

【文献摘要】

《随息居饮食谱》："甘平。养胃阴，和经脉。"

《饮食须知》："味甘，性平。多食热中生痰，泥人膈，发灸疮。同枣肉食，令患腰腹痛。经宿者勿食，令人腹冷，炙食亦少动气。患疮疖者勿食，能发脓。"

黄花鱼

【性味】性平，味甘。

【功用】健脾益胃，补血安神，益气明目。

【适应证】脾胃虚弱，食欲不振，便溏腹泻，头晕目眩，心悸失眠，产后体虚，气血不足。

【现代应用】慢性胃肠炎、神经衰弱、失眠症、贫血等。

【营养成分及作用】含有丰富的蛋白质、微量元素和维生素，对人体有很好的补养作用，对失眠、头晕、贫血、食欲不振及妇女产后体虚有一定疗效。

【用法】油炸、煲汤、清蒸食用。

【使用注意】痰热素盛，有疮疡患者不宜多食。

【文献摘要】

《饮食须知》："味甘，性平。俗名黄鱼。曝干为白鲞，食之能消瓜成水。又一种黄花鱼，形状相似，但色黑耳。"

黄　鳝

【性味】性温，味甘。

【功用】补益气血，滋肾补肝，祛风通络。

【适应证】脾胃气虚，身倦乏力，肝肾亏虚，腰膝酸软，耳聋耳鸣；肠风痔漏，风湿麻痹，口眼㖞斜。

【现代应用】糖尿病、面神经麻痹、痔疮、荨麻疹等。

【营养成分及作用】含有丰富的维生素 A，可以增进视力，有助于免疫系统功能正常；能保持组织或器官表层的健康；可促进骨骼发育；含有丰富的卵磷脂和 DHA，是构成人体各器官组织细胞膜的主要成分，是脑细胞不可缺少的营养，有利于促进大脑发育。

【用法】油炸、煲汤、煎煮食用。

【使用注意】虚热及外感病患者慎服。

【文献摘要】

《本草衍义》："腹下黄，世谓之黄鳝。此尤动风气，多食令人霍乱，屡见之。向在京师，邻舍一郎官，因食黄鳝，遂至霍乱吐利，几至委顿。"

《得配本草》："甘，温。补中益血，通经脉，除风湿。凡耳聋鼻衄，痘后目翳，均以血滴之自愈。血和葱汁，涂赤游风。血和麝香，涂口眼㖞斜。病后禁用。黑者有毒，不可食。"

泥　鳅

【性味】性平，味甘。

【功用】益气补中，滋肾填精，利水消肿。

【适应证】脾胃气虚，食少纳呆，大便泄泻，精血不足，腰膝酸软，小便不利，水肿消渴。

【现代应用】急慢性肝炎、糖尿病、性功能障碍、痔疮、中耳炎等。

【营养成分及作用】含丰富的蛋白质，所含营养成分为人体必需氨基酸，含有类似二十碳五烯酸的不饱和脂肪酸，有抗衰老和降低血液黏稠度，改善血液微循环的作用，对老年人及心血管病患者有益。

【用法】煲汤、油炸或煎煮食用。

【使用注意】外感病患者慎服。

【文献摘要】

《本草纲目》："甘，平，无毒。主治消渴饮水。用泥鳅十条，阴干，去头尾，烧灰，加干荷叶等分，共研为末。每服二钱，水调下。一天服三次，此方名'沃焦散'。"

《饮食须知》："鳛鱼，味甘，性平，即泥鳅鱼。同白犬血、肉食和灯心煮鳛，甚妙。忌桑柴煮。"

虾

【性味】性微温，味甘。

【功用】益肾助阳，补气养血，通经下乳，祛痰化瘀。

【适应证】肾虚阳痿，脾胃虚弱，气血不足，咳嗽气喘，产后乳少。

【现代应用】性功能障碍、骨质疏松症、、骨关节炎、手足抽搐、动脉粥样硬化、产后缺乳、营养不良、神经衰弱等。

【营养成分及作用】含蛋白质、脂肪、钙、磷、铁、大量的维生素 B_{12}、锌、碘、硒等营养成分，能增强人体的免疫力和性功能，保护心血管系统，减少血液中胆固醇含量，防止动脉硬化。所含维生素 B_{12} 是神经系统功能健全不可缺少的维生素，促进红细胞的发育、成熟和蛋白质的合成，有助于婴幼儿的生长发育。

【用法】煮食、油炸、炒、蒸等。

【使用注意】患有皮肤疾病及体质过敏者忌食。

【文献摘要】

《本草备要》："托痘疮，下乳汁，吐风痰，壮阳道。"

《本草逢原》："生捣敷小儿赤白游风。绞汁入药，托肿吐风痰，皆取风能胜湿也。制药壮阳，取热能助火也。白者下乳汁，专入气分也。"

河　蟹

【性味】性寒，味咸。

【功用】续筋接骨，凉血化瘀，清热利湿。

【适应证】筋伤骨折，瘀血肿痛，疮疡痈肿，湿热黄疸，产后乳少。

【现代应用】下肢溃疡、结核性瘘孔、慢性化脓性皮肤病、产后子宫收缩不全、漆中毒等。

【营养成分及作用】含有丰富的蛋白质，维生素 D、钙、磷、钾、钠、镁、硒等微量元素，能够提高免疫力，有利于生长发育。钙是参与神经、肌肉活动和神经递质释放必不可少的营养元素；维生素 D 可帮助钙质吸收，促进骨质代谢。磷是合成卵磷脂和脑磷脂的重要成分，可增强记忆力，延缓脑功能衰退。

【用法】炒、烧、焗、蒸、煮、制羹、煎汤、酒醉、酱渍等。

【使用注意】平素脾胃虚寒，大便溏薄者慎食。有过敏史、消化不良者及孕妇忌食。

【文献摘要】

《本草纲目》："杀莨菪毒，解鳝鱼毒、漆毒，治疟及黄疸，捣成膏涂疥疮、癣疮。捣出汁滴耳聋。"

《本草备要》："咸寒，除热解结，散血通经，续筋骨，涂漆疮，然寒胃动风。"

田　螺

【性味】性寒，味甘咸。

【功用】泻热解毒，利水祛湿。

【适应证】目赤肿痛，湿热黄疸，小便不利，水肿脚气。外用：疔疮肿毒，痔疮便血。

【现代应用】黄疸型肝炎、慢性肝炎、早期肝硬化、分泌性中耳炎、菌痢、尿路感染、前列腺炎等。

【营养成分及作用】含胶原蛋白、多种氨基酸、不饱和脂肪酸、脂肪、维生素 A、维生素 B_1、维生素 B_2、维生素 E、烟酸和钙、铁、磷等。维生素 A 可以预防夜盲症，保护视力。钙是骨骼发育的基本原料，能够调节激素的分泌，调节心律、降低心血管的通透性，控制炎症和水肿，维持酸碱平衡等。铜对于血液、中枢神经、免疫系统、骨骼组织及肝、心脏等内脏的发育有重要影响。

【用法】爆炒、煮食、红烧等。

【使用注意】有过敏史、皮肤病患者、胃寒者、风寒感冒期间、女子行经期间及妇人产后应忌食。

【文献摘要】

《名医别录》："主目热赤痛，止渴。"

《本草拾遗》："煮食之，利大小便，去腹中结热，目下黄，脚气冲上，小腹急硬，小便赤涩，脚手浮肿；生浸取汁饮之，止消渴；碎其肉敷热疮。"

甲　鱼

【性味】性寒，味咸。

【功用】泻热养阴，益气补肾，补血养肝，消癥散结。

【适应证】肝肾阴亏，骨蒸潮热，虚劳羸瘦，冲任亏虚，崩漏失血，带下癥瘕。

【现代应用】免疫功能低下、围绝经期综合征、肺结核、功能性失调子宫出血等。

【营养成分及作用】含有丰富的蛋白质、氨基酸、矿物质、微量元素及维生素 A、维生素 B_1、维生素 B_2 等。能降低血胆固醇，有一定的抗癌作用和提高机体免疫的功能。含铁质、叶酸等，能提高造血功能。含有维生素 A、维生素 E、胶原蛋白和多种氨基酸、不饱和脂肪酸、微量元素，能提高人体免疫功能，促进新陈代谢。

【用法】炖汤、蒸食等。

【使用注意】脾胃虚寒者、孕妇、过敏体质忌食。

【文献摘要】

《名医别录》："味甘，主伤中，益气，补不足。"

《本草纲目》："作脍食，治久痢，长髭须；作丸服，治虚劳，痃癖，脚气。"

墨　鱼

【性味】性平，味咸。

【功用】补肾健脾，补血养阴，调经止带，通经下乳。

【适应证】脾肾不足，气血亏虚，血虚经闭，痛经带下，乳汁不通。

【现代应用】继发性闭经、免疫功能低下、产后乳少、胃食管反流病、癌症、肌肤松弛等。

【营养成分及作用】含有丰富蛋白质、碳水化合物，维生素 A、B 族维生素及钙、磷、铁等营养物质，墨鱼壳含碳酸钙、壳角质、黏液质及少量氯化钠、磷酸钙、镁盐等。墨鱼脊骨对胃酸过多、胃及十二指肠溃疡、小儿软骨症等也有一定的治疗作用。墨鱼肉还含多肽，有抗病毒、抗射线作用。

【用法】炖汤、煮食、油炸、爆炒等。

【使用注意】①脾胃虚寒的人应慎食；②肾脏病、糖尿病、湿疹、荨麻疹、痛风等疾病患者忌食；③高脂血症、动脉硬化等心血管病及肝病患者应慎食；④不能与酸性果汁及茄子同食。

【文献摘要】

《名医别录》："主益气强志。"

《随息居饮食谱》："疗口咸，滋肝肾，补血脉，理奇经，愈崩淋，利胎产，调经带，疗疝瘕，最益妇人。"

鱿　鱼

【性味】性平，味酸。

【功用】养阴益胃，补虚润肤。

【适应证】神疲纳差，月经不调，产后乳少，皮肤干燥。

【现代应用】贫血、发育不良、老年性痴呆、视疲劳等。

【营养成分及作用】鱿鱼含有丰富的钙、磷、铁等元素，可调节血压，活化细胞，保护神经组织，维护造血功能。能提高记忆力，对老年性痴呆有一定的预防作用。含有较多的牛黄素，可增强人体免疫力，有助于缓解疲劳，改善视力等作用。

【用法】鲜食、制成干制品。

【使用注意】脾胃虚寒的人应慎食。患有湿疹、荨麻疹等疾病的人忌食。

海　蜇

【性味】性平，味甘、咸。

【功用】泻热平肝，化痰消积，润肠通便。

【适应证】痰热咳喘，肺燥阴虚，痰核瘰疬，食积痞胀，肠燥津枯。

【现代应用】急慢性支气管炎、骨关节炎、高血压病、消化性溃疡、便秘等。

【营养成分及作用】含蛋白质、脂肪、维生素 B_1、维生素 B_2 和烟酸、胆碱、钙、磷、铁、碘等营养成分。含有的碘能够防治地方性甲状腺肿；所含胆碱能扩张血管，降血压；所含甘露多糖胶质对防治动脉粥样硬化有一定的作用。

【用法】煮食、炒食等。

【使用注意】脾胃虚寒者慎食。不宜过量生食。

【文献摘要】

《本草拾遗》："主生气及妇人劳损，积血带下；小儿风疾，丹毒，汤火（伤）。"

《随息居饮食谱》："清热消痰，行瘀化积。杀虫止痛，开胃润肠。治哮喘、疳黄、瘕瘕、泻痢、崩中带浊、丹毒、癫痫、痞胀、脚气。"

海　参

【性味】性温，味甘、咸。

【功用】补肾壮阳，益精养血，润燥止血。

【适应证】精血亏损，阳痿早泄，虚弱劳怯，尿频尿急，津亏便秘，肺虚咯血，肠风便血。

【现代应用】早衰、癌症、免疫力低下、性功能减退、失眠症、产后缺乳、骨质疏松症、妊娠纹等。

【营养成分及作用】含有丰富蛋白质，易被吸收；所含精氨酸是构成男性精细胞的主要成分，可延缓性腺衰老，增加性欲，是合成人体胶原蛋白的主要原料，可促进机体细胞的再生和机体受损后的修复；所含角蛋白可促进红骨髓造血功能，能一定程度地改善贫血症状；含有天然活性钙，颗粒小、易吸收、容易附着到人体骨骼，可促进生长发育。

【用法】煮、炖、凉拌、烧、烩等。

【使用注意】高尿酸血症病人不宜长期食用，对蛋白质过敏的人不宜多食。

【文献摘要】

《药性考》："降火滋肾，通肠润燥，除劳怯症。"

《本草从新》："甘、咸，温。补肾益精，壮阳疗痿。"

淡　菜

【性味】性温，味咸。

【功用】补益肝肾，充养精血，活血止血，软坚散结。

【适应证】虚劳羸瘦，肾虚阳痿，遗尿遗精，腰痛脚软，眩晕盗汗，吐血呕血，崩漏带下，瘿瘤疝瘕。

【现代应用】性功能障碍、月经不调、高血压病、多汗症、小儿生长发育不良、甲状腺肿、营养不良等。

【营养成分及作用】富含蛋白质，含有 8 种人体必需的氨基酸，含有丰富的钙、磷、铁、锌和 B 族维生素、脂肪等。对促进新陈代谢，保证大脑和身体活动的营养供给具有积极的作用。含大量的碘，对地方性甲状腺肿有一定的防治作用。含不饱和脂肪酸，有利于维持机体的正常生理功能，有促进生长发育、降低胆固醇的作用。

【用法】煲汤、蒸、炒、煮食，或与其他菜混炒。

【使用注意】食海鲜类过敏者、湿热患者忌食。

【文献摘要】

《食疗本草》："补五脏，理腰脚气，益阳事。能消食，除腹中冷气，消疮癖气。又云补虚劳损，产后血结，腹内冷痛。治癥瘕，腰痛，润毛发，崩中带下，烧一顿令饱，大效。"

《日华子本草》："煮熟食之，能补五脏，益阳事，理腰脚气，消宿食，除腹中冷气，疝癖。"

海　带

【性味】性寒，味咸。

【功用】清热利水，化痰散结。

【适应证】瘿瘤瘰疬，肢体浮肿，脚气疝气。

【现代应用】地方性甲状腺肿、冠心病、肿瘤、肥胖症、高血压病、淋巴结结核等。

【营养成分及作用】含藻胶酸、昆布素、半乳聚糖等多糖类，谷氨酸、天门冬氨酸、脯氨酸等氨基酸，维生素 B_1、维生素 B_2、维生素 C、维生素 P 及胡萝卜素，碘、钾、钙等无机盐。在碘、钙、磷、硒、胡萝卜素、维生素 B_1 等多种人体必需的营养素的综合作用下，可减少脂肪在心、脑、血管壁上的积存，降低血中胆固醇含量。含有丰富的纤维素，能减少胆固醇的吸收，对高胆固醇血症和动脉硬化起到一定的预防作用，在一定程度上能有效防止便秘和肠癌的发生。

【用法】煎汤、煮熟、凉拌、糖浸。

【使用注意】脾胃虚寒者、孕妇及哺乳期妇女、甲亢患者忌食。

【文献摘要】

《玉楸药解》："行痰泻火，消瘿化瘤。"

《本草从新》："下水消瘿，功同海藻。"

紫　菜

【性味】性凉，味甘、咸。

【功用】消痰软坚，除热利湿。

【适应证】瘿瘤瘰疬，水肿脚气，小便不利，痰热咳嗽，失眠多梦。

【现代应用】甲状腺肿大、肺脓肿、支气管扩张、慢性气管炎、泌尿系感染、饮酒过度、辐射、癌症和高血压病等。

【营养成分及作用】富含碘，能有效预防甲状腺肿大。含丰富的钙、铁元素，对防治妇女儿童贫血有一定的作用。含丰富的胆碱成分，有增强记忆的作用。含有一定量的甘露醇，有利尿作用。所含膳食纤维可以促进胃肠蠕动，增进食欲，具有防治便秘的作用。含有丰富的蛋白质、维生素 A、B 族维生素、钾、铁及其他矿物质，有降低血液中的胆固醇、软化血管、防治高血压病和动脉硬化的作用。

【用法】煎汤、煮食、研末等。

【使用注意】脾胃虚寒，腹痛便溏者勿食。

【文献摘要】

《本草纲目》："烦热、病瘿瘤脚气者，宜食本品。"

《药性切用》："甘寒微咸，泻热散结，软坚消瘿。多食，令人寒中。"

第五节　谷豆类

粳　米

【性味】性平，味甘、淡。

【功用】健脾和胃，补中益气，滋阴生津，涩肠止泻，除烦止渴。

【适应证】脾胃虚弱，气短乏力，泄泻痢疾，热病烦渴。

【现代应用】营养不良、慢性胃炎、肠炎、老年斑等。

【营养成分及作用】含人体必需氨基酸，脂肪、钙、磷、铁及 B 族维生素等多种营养成分。米糠层的膳食纤维分子有助胃肠蠕动，对胃病、便秘、痔疮等有一定的防治作用；所含蛋白质、脂肪、维生素含量都比较多，能提高人体免疫功能，促进血液循环，有降低胆固醇的作用。

【用法】煮粥、煎汤、做糕点等。

【使用注意】糖尿病患者不宜多食。

【文献摘要】

《本草衍义》："平和五脏，补益胃气。"

《滇南本草》："治一切诸虚百损，强筋壮骨，生津，明目，长智。"

糯　米

【性味】性温，味甘。

【功用】健脾益气，益肺固表，温中止泻，收涩止汗。

【适应证】脾胃虚寒，体虚自汗，寒湿泄泻，霍乱吐逆，消渴多尿，小儿遗尿。

【现代应用】慢性胃炎、肺结核、神经衰弱、多汗症等。

【营养成分及作用】富含 B 族维生素、碳水化合物，有助于维持脑细胞的正常功能，为大脑发育提供必需的营养。含丰富的叶酸，对贫血、老年痴呆症和婴儿神经管畸形有一定的预防作用。富含锌、钙，能够维持正常食欲，增强免疫力，促进生长发育。所含硒能够延缓衰老，有防癌抗癌的作用，有利于维护心脏和肝功能的正常。

【用法】煮粥、酿酒、熬汤等。

【使用注意】不宜冷食或多食。湿热痰火及脾胃积滞者忌食。

【文献摘要】

《本草纲目》："暖脾胃，止虚寒泄痢，缩小便，收自汗，发痘疮。"

《医学入门》："糯米甘温主温中，止吐泻乱安胎宫，炒黑敷疮黄止衄，多食热壅气不通，秆又退黄并蛊毒，煮汁饮之立见功。"

小　米

【性味】性寒，味甘、咸。

【功用】健脾和中，补肾安神。

【适应证】脾胃虚弱，反胃吐食，肠鸣泄泻，失眠健忘。

【现代应用】功能性消化不良、早衰、性功能低下、神经衰弱、皮肤瘙痒症等。

【营养成分及作用】含有蛋白质、脂肪、碳水化合物、胡萝卜素、维生素、无机盐及钙、钾、铁等营养物质。所含维生素 B_1、维生素 B_{12} 等，能预防口角生疮；含有色氨酸，有调节睡眠的作用；含有锌，能促进食欲，增强免疫力，促进生长发育；含铁量高，对预防缺铁性贫血有一定的作用；含有膳食纤维和乙酰胆碱，有助于缓解便秘。

【用法】煮食、酿醋、制饴糖等。

【使用注意】忌与杏仁同食用。

【文献摘要】

《名医别录》："味咸，微寒，无毒。主养肾气，去胃脾中热，益气。陈者，味苦，主治胃热、消渴，小便。"

《滇南本草》："主滋阴，养肾气，健脾胃，暖中。反胃服之如神。治小儿肝虫或霍乱吐泻，肚疼变痢疾或水泻不止，服之即效。"

小　麦

【性味】性凉，味甘。

【功用】养心安神，益气除烦，健脾止泻。

【适应证】心神不宁，烦躁失眠，自汗盗汗，骨蒸潮热，消渴泄泻，乳痈肿痛。

【现代应用】神经衰弱、心脏神经症、围绝经期综合征、植物神经功能紊乱、乳腺癌、脚气病等。

【营养成分及作用】富含蛋白质、淀粉、脂肪、钙、铁、维生素 B_1、维生素 B_2、烟酸、维生素 A 及维生素 C 等。所含碳水化合物、淀粉、蛋白质、氨基酸和 B 族维生素是补充热量和植物蛋白的重要来源，可以降低血液循环中的雌激素含量，预防乳腺癌。所含不可溶性膳食纤维可以预防便秘和癌症。

【用法】麦仁可煎汤饮用，磨成面粉后可制作面包、馒头、饼干、面条等食物，发酵后可酿酒。

【使用注意】脾胃湿热、小儿食积者慎食。糖尿病患者不宜多食。

【文献摘要】

《名医别录》："主除热，止燥渴、咽干，利小便，养肝气，止漏血唾血。以作曲，温，消谷，止痢。以作面，温，不能消热，止烦。"

《食疗本草》："养肝气，煮饮服之良。服之止渴。又宜作粉食之，补中益气，和五脏，调经络，续气脉。"

大 麦

【性味】性凉，味甘、咸。

【功用】健脾和胃，利水消肿。

【适应证】饮食停积，水肿泄泻，小便淋痛。

【现代应用】功能性消化不良、支气管炎、支气管哮喘、肠炎等。

【营养成分及作用】含有大量碳水化合物、蛋白质、钙、磷、B 族维生素。其可溶性膳食纤维含量高，能降低人体胆固醇，还可产生饱腹感，有防治肥胖的作用。所含碳水化合物是构成机体的重要物质，储存和提供能量，维持大脑功能必需的能源。

【用法】煎汤、煮粥或研末服。

【使用注意】怀孕和哺乳妇女忌食。

【文献摘要】

《名医别录》："味咸，温、微寒，无毒。主治消渴，除热，益气，调中。又云令人多热，为五谷长。蜜为之使。"

《食疗本草》："久食之，头发不白。和针沙、没石子等染发黑色。暴食之，（亦稍似）令脚弱，为（下气及）腰肾间气故也。久服即好，甚宜人。"

燕 麦

【性味】性平，味甘。

【功用】健脾益胃，养心益肝，润肠通便。

【适应证】久病体虚，食少纳差，腹胀便秘，自汗盗汗，血虚脱发。

【现代应用】冠心病、高血压病、脂肪肝、糖尿病、免疫力低下、便秘、结肠癌、色斑、皮肤瘙痒症等。

【营养成分及作用】富含淀粉、蛋白质、脂肪、膳食纤维、B 族维生素、钙、铁等营养成分，所含蛋白质能维持钾钠平衡，消除水肿，提高免疫力，有利于生长发育。含有淀粉、脂肪、B 族维生素等营养成分，能够养颜护肤，抗菌，抗氧化；含有钙、磷、铁、锌等矿物质，有预防骨质疏松、促进伤口愈合、防止贫血的作用。

【用法】煮粥、研末做面蒸饼，或加工成各种燕麦制品。

【使用注意】孕妇应忌食。

【文献摘要】

《饮食须知》："味甘性平。亦可救荒，充饥滑肠。"

《新修本草》："味甘，平，无毒。主女人产不出，煮汁饮之。"

玉 米

【性味】性平，味甘。

【功用】健脾养胃，利水消肿。

【适应证】脾胃虚弱，腹胀便秘，小便不利，水肿泄泻，石淋砂淋。

【现代应用】高血压病、冠心病、高脂血症、动脉粥样硬化、早衰、便秘、结肠癌、慢性胃肠炎、尿路结石等。

【营养成分及作用】含有碳水化合物、蛋白质、脂肪、胡萝卜素、膳食纤维，还含有异麦芽低聚糖、维生素 B_2、维生素 E、镁等营养物质。所含维生素 E 有保护皮肤、促进血液循环、降低胆固醇、延缓衰老的作用，能减轻动脉硬化和脑功能衰退；含有胡萝卜素，可以有效地预防视力下降；玉米油可降低胆固醇，预防高血压病和冠心病；玉米胚芽所含的营养物质有增强人体新陈代谢、调整神经系统功能。

【用法】煮食、烤食、磨成细粉做饼。

【使用注意】脾胃虚弱、易泄泻者慎食。

【文献摘要】

《本草纲目》："甘平，无毒。主调中开味。"

《滇南本草》："气味甘，平。无毒。主治调胃和中，祛湿，散火清热。"

高 粱

【性味】性温，味甘。

【功用】健脾温中，涩肠止泻。

【适应证】脾虚泄泻，食积腹胀。

【现代应用】消化不良、慢性腹泻、慢性菌痢等。

【营养成分及作用】含有蛋白质，脂肪，膳食纤维，淀粉，钙、磷等矿物质和维生素 B_1、维生素 B_6 等营养物质。含有纤维素，能改善糖耐量、降低胆固醇、促进肠蠕动、防止便秘；所含烟酸能为人体所吸收，能够预防"癞皮病"；子粒和茎叶中都含有一定数量的胡萝卜素，能够预防夜盲症。

【用法】煮粥、做米糕等。

【使用注意】大便燥结应少食。

【文献摘要】

《本草纲目》："甘，涩，温，无毒。主温中，涩肠胃，止霍乱。"

《四川中药志》："益中，利气，止泄，去客风顽痹。治霍乱，下痢及湿热小便不利。"

绿 豆

【性味】性寒，味甘。

【功用】清热解毒，解暑利尿。

【适应证】暑热烦渴，丹毒湿疹，湿热下痢，头痛目赤，口舌生疮，水肿尿少，疮疡痈肿，风疹丹毒，药食中毒。

【现代应用】糖尿病、高血压病、动脉粥样硬化、疖病、皮肤瘙痒症、湿疹、痤疮、肾炎等。

【营养成分及作用】含有蛋白质，碳水化合物，膳食纤维，钙、铁、磷、钾、镁、锰、锌、铜等矿物质和维生素 E。所含碳水化合物是构成机体的重要物质，能储存和提供能量；含有维生素 E，具有提高生育能力、改善血液循环的作用；含有镁，有助于调节人的心脏活动，降低血压；含有磷，是构成骨骼和牙齿重要物质，能促进身体组织器官的修复，供给能量与活力。

【用法】煮粥、做面条或作饵顿糕。

【使用注意】绿豆忌用铁锅煮。素体阳虚、脾胃虚寒泄泻者应慎食。

【文献摘要】

《本草汇言》："清暑热，静烦热，润燥热，解毒热。"

《食疗本草》："补益，和五脏，安精神，行十二经脉，此最为良。今人食，皆挞去皮，即有少拥气。若愈病，须和皮，故不可去。又，研汁煮饮服之，治消渴。又，去浮风，益气力，润皮肉。可长食之。"

黄 豆

【性味】性平，味甘。

【功用】补气健脾，养血润燥，利水消癥，解毒消肿。

【适应证】身体羸瘦，皮肤干燥，须发早白，疳积泻痢，疮痈肿毒。

【现代应用】高血压病、动脉粥样硬化、冠心病、糖尿病、功能性消化不良、骨质疏松症、皮肤松弛、营养不良、癌症、围绝经期综合征等。

【营养成分及作用】富含蛋白质，铁、镁、钼、锰、铜、锌、硒等矿物元素，多种氨基酸，以及卵磷脂、可溶性纤维、微量胆碱等营养物质。所含纤维素能刺激胃肠蠕动，增进食欲；含有钙，能参与神经、肌肉的活动和神经递质的释放，调节激素的分泌等；含有钾，有助于维持神经功能及心律正常，协助肌肉正常收缩；含有磷，是合成卵磷脂和脑磷脂的重要成分，可增强记忆力，抑制血小板凝集，防止脑血栓形成。

【用法】煮食，炖汤，制作酱油、豆奶和豆腐。

【使用注意】消化功能不良者不宜多食；痛风病人忌食。

【文献摘要】

《本草汇言》："煮汁饮，能润脾燥，故消积痢。"

《药性切用》："性味甘温，解毒润燥，益胃利肠。肠滑者忌。炒熟能滞气。"

黑　豆

【性味】性平，味甘。

【功用】补脾扶正，益肾明目，利湿解毒。

【适应证】脾肾亏虚，水肿胀满，黄疸脚气，目暗不明，痈肿疮毒，药食中毒。

【现代应用】动脉粥样硬化、黄褐斑、老年斑、便秘、视力下降、肥胖症等。

【营养成分及作用】含有蛋白质、脂肪、维生素、微量元素等多种营养成分，以及黑豆色素、黑豆多糖和异黄酮等多种生物活性物质。所含异黄酮有防癌抗癌作用，能改善骨质疏松；黑豆皮含有花青素，是很好的抗氧化剂来源，能够清除体内的自由基，增强胃肠蠕动。所含植物固醇能够抑制人体胆固醇的吸收，能够增强血管壁弹性，对高血压病、心脏病、动脉硬化等疾病有一定的防治作用。

【用法】煮食、炒食、捣粉做糕。

【使用注意】消化功能不良、有慢性消化道疾病者应慎食。

【文献摘要】

《名医别录》：逐水胀，除胃中热痹，伤中淋露，下瘀血，散五脏结积内寒，杀乌头毒。炒为屑，主胃中热，去肿除痹，消谷，止腹胀。

《饮食须知》："多食壅气，生痰动嗽，发疮疥，令人面黄体重。不可同猪肉食。小青豆、赤白豆性味相似，并不可与鱼及羊肉同食。"

赤小豆

【性味】性平，味甘、酸。

【功用】利水消肿，清热退黄，解毒排脓。

【适应证】水肿脚气，小便不利，黄疸泻痢，热毒疮肿，便血痈脓，风癣瘾疹，腮颊热肿，湿热肠痈。

【现代应用】流行性腮腺炎、高血压病、糖尿病、高脂血症、肝硬化腹水、便秘、肾病综合征、产后缺乳等。

【营养成分及作用】含有较多的皂角苷，可刺激肠道；含有较多的膳食纤维，可促进胃肠蠕动，具有帮助消化、降血降脂的作用；所含叶酸对产妇、乳母缺乳有一定的改善作用；所含维生素 B_1、维生素 B_2、蛋白质及多种矿物质，可以提高机体免疫力，有补血、利尿、消肿、保护心脏等作用。

【用法】煮汤。

【使用注意】本品渗利伤津，阴虚津伤者忌食。

【文献摘要】

《神农本草经》："主下水，排痈肿脓血。"

《名医别录》："主寒热，热中，消渴，止泄，利小便，吐逆，卒癖，下胀满。"

蚕　豆

【性味】性平，味甘。

【功用】健脾益气，利水消肿，解毒止血。

【适应证】中气不足，倦怠食少，湿热带下，水肿脚气，疮疡肿毒，咯血衄血。

【现代应用】肺结核、高胆固醇血症、高血压病、便秘等。

【营养成分及作用】含有钙、锌、锰、磷脂等，可调节大脑和神经组织，有利于骨骼对钙的吸收与钙化，能促进人体骨骼的生长发育；含有丰富的胆碱和蛋白质，有增强记忆力的作用；所含维生素 C 可以延缓动脉硬化；蚕豆皮中的膳食纤维有降低胆固醇、促进肠蠕动的作用。

【用法】煮、炒、油炸。

【使用注意】中焦虚寒者不宜食用，蚕豆过敏者忌食。

【文献摘要】

《滇南本草》："味甘，性温。开胃健脾，强精益智，多服则下气，眼热。"

《本草纲目》："甘、微辛，平，无毒。快胃，和脏腑。"

豇 豆

【性味】性微温，味甘、淡。

【功用】健脾渗湿，补肾涩精。

【适应证】脾胃虚弱，泄泻久痢，吐逆消渴，肾虚腰痛，遗精尿频，带下白浊。

【现代应用】糖尿病、急性胃肠炎、功能性消化不良等。

【营养成分及作用】所含食物纤维、维生素 B_1、维生素 B_2、维生素 C、维生素 E、胡萝卜素能维持正常的消化腺分泌和胃肠道蠕动的功能，抑制胆碱酯酶活性，有帮助消化和增进食欲的作用；含有硒、镁、磷和烟酸，能提高免疫力，抗氧化，扩张血管，促进血液循环，降低血压的作用。

【用法】煎汤、煮粥、清炒、凉拌等。

【使用注意】气滞者应慎食。

【文献摘要】

《滇南本草》："治脾土虚弱，开胃健脾，久服令人白胖。"

《本草纲目》："甘、咸，平，无毒。理中益气，补肾健胃。和五脏，调营卫，生精髓，止消渴、吐逆泄痢，小便数，解鼠莽毒。"

豌 豆

【性味】性平，味甘。

【功用】补中益气，除湿止泻，通乳消胀。

【适应证】脾胃虚弱，吐逆泄痢，脘腹胀满，霍乱转筋，乳汁不通。

【现代应用】慢性腹泻、便秘、直肠脱垂、色斑、产后缺乳、子宫脱垂、癌症等。

【营养成分及作用】富含维生素 C 和能分解体内亚硝胺的酶，可以分解亚硝胺，具有抗癌防癌的作用；所含的止杈酸、赤霉素和植物凝素等物质，具有抗菌消炎、增强新陈代谢的功能；所含膳食纤维，能促进大肠蠕动，有助于消化；含有蛋白质，可以提高机体的抗病能力和康复能力。

【用法】炒食、煮食、制酱或煎汤等。

【使用注意】糖尿病患者、消化不良者应慎食。尿路结石、皮肤病和慢性胰腺炎患者不宜食用。

【文献摘要】

《本草纲目》："消渴、吐逆，止泄痢，利小便，不乳汁，消痈肿痘疮。"

《食疗本草》："疗热中，消渴，止痢，下胀满。"

白扁豆

【性味】性微温，味甘。

【功用】健脾和中，消暑化湿。

【适应证】脾胃虚弱，体倦乏力，食少便溏，暑湿吐泻，脘腹胀痛，赤白带下。

【现代应用】免疫力低下、白细胞减少症、糖尿病、肿瘤等。

【营养成分及作用】含有蛋白质、脂肪、糖类、维生素 B_1、维生素 B_2、烟酸、维生素 C、膳食纤维、胡萝卜素和钙、铁等矿物质。有对病毒的抑制作用；所含有的淀粉酶抑制物有降低血糖的作用；含有多种微量元素，可刺激骨髓造血组织，减少粒细胞的破坏，提高造血功能，对白细胞减少症有一定的作用；所含植物血细胞凝集素能使癌细胞发生凝集反应，可增强对肿瘤的免疫能力，抑制肿瘤细胞的生长，起到一定的防癌抗癌效果。

【用法】炒、焖、煮，或与其他健脾食材如山药、粳米、红枣等同煮粥羹食。

【使用注意】尿路结石者慎食。

【文献摘要】

《名医别录》："味甘，微温. 主和中，下气。"

《食疗本草》："主呕逆，久食头不白。患冷气人勿食。疗霍乱吐痢不止，末和醋服之，下气。"

薏苡仁

【性味】性凉，味甘、淡。

【功用】健脾止泻，利水渗湿，祛湿除痹，清热排脓。

【适应证】脾虚泄泻，水肿脚气，小便不利，湿痹拘挛，肺肠痈脓。

【现代应用】免疫力低下、糖尿病、高血压病、肿瘤等。

【营养成分及作用】含有蛋白质、脂肪、碳水化合物、氨基酸、薏苡素、薏苡酯、三萜化合物等，具有促进新陈代谢、利尿和减少胃肠负担的作用；所含硒元素有抗癌作用，能有效抑制癌细胞的增殖；含有维生素 E 和维生素 B_1，可以保持人体皮肤光泽细腻，消除色斑，改善肤色等。

【用法】煎汤、煮粥、烧饭、炖羹、蒸食、做菜肴、酿酒、熬糖、磨成面粉用或加工成各种副食品等。

【使用注意】寒湿体质慎服。

【文献摘要】

《神农本草经》："味甘微寒。主筋急拘挛，不可屈伸，风湿痹，下气。久服轻身，益气。"

《名医别录》："主除筋骨邪气不仁，利肠胃，消水肿，令人能食。"

黑芝麻

【性味】性平，味甘。

【功用】补益肝肾，益精养血，乌须明目，润肠通便。

【适应证】精血亏虚，头晕眼花，视物不清，须发早白，病后脱发，皮肤瘙痒，干燥脱屑，耳鸣耳聋，腰膝酸软，四肢乏力，妇人乳少，痔疮出血，肠燥便秘。

【现代应用】习惯性便秘、痔疮出血、动脉粥样硬化、冠心病、斑秃、脱发、少白头、高脂血症、肥胖症、糖尿病、哮喘、肺结核、贫血、产后便秘、乳汁不足、血小板减少性紫癜、慢性神经炎、干燥综合征、荨麻疹等。

【营养成分及作用】含有丰富脂肪油、植物蛋白、氨基酸、木脂素、植物甾醇、糖类、磷脂及十余种微量元素及烟酸、维生素 B_2、维生素 B_6、维生素 E、细胞色素 C、胡麻苷等。含有多种人体必需氨基酸，能加速人体的代谢功能。含亚油酸等成分，可降低血中胆固醇含量，有防治动脉硬化作用。含有铁和维生素 E，有预防贫血、活化脑细胞、消除血管胆固醇的作用。所含脂肪油有润滑作用，可改善皮肤干裂和便秘。新鲜灭菌的麻油涂布皮肤黏膜，有减轻刺激、促进炎症恢复的作用。含有卵磷脂可以分解、降低胆固醇。

【用法】蒸熟、炒食或芝麻油外涂。

【使用注意】慢性肠炎、脾虚腹泻便溏患者忌食。

【文献摘要】

《神农本草经》："主伤中虚羸，补五内，益气力，长肌肉，填脑髓。"

《本草备要》："补肝肾，润五脏，滑肠。"

《玉楸药解》："补益精液，润肝脏，养血舒筋。"

附：

豆 腐

【性味】性凉，味甘。

【功用】清肺润燥，补中益气，生津止渴，清热泻火，美白养颜。

【适应证】气短乏力，目赤肿痛，口干咽燥，咳嗽痰黄，口舌生疮，食少腹胀，小便不利，大便秘结，面部色斑。

【现代应用】支气管哮喘、高血压病、高脂血症、动脉粥样硬化、酒精性肝炎、产后乳汁不足、冠心病、糖尿病、肥胖症、骨质疏松症、儿童发育不良、恶性肿瘤、围绝经期综合征、痤疮、黄褐斑、多囊卵巢综合征、前列腺增生、营养不良、老年性痴呆等。

【营养成分及作用】含铁、镁、钾、烟酸、铜、钙、锌、磷、叶酸、卵磷脂等多种微量元素。含甾固醇、豆甾醇，对肿瘤细胞有一定的抑制作用；所含赖氨酸的含量较高，可促进儿童发育、增强记忆力；含有的大豆异黄酮可使体内雌激素维持正常水平，有延缓衰老的作用。

【用法】煮汤、炒食或凉拌。

【使用注意】①痛风病人和血尿酸浓度增高的患者忌食；②脾胃虚寒，腹泻便溏者及肾脏功能不良的患者慎食。

【文献摘要】

《医林纂要》："清肺热，止咳，消痰。"

《随息居饮食谱》："清热，润燥，生津，解毒，补中，宽肠，降浊。"

豆 浆

【性味】性平微凉，味甘。

【功用】清热化痰，益气养血，通利小便，除烦安神。

【适应证】热毒内盛，口干咽痛，面部粉刺，咯痰色黄，潮热盗汗，手足心热，大便秘结，失眠健忘，少寐多梦，小便不通。

【现代应用】痤疮、围绝经期综合征、高血压病、糖尿病、动脉硬化、老年痴呆、便秘、多囊卵巢综合征等。

【营养成分及作用】富含植物蛋白质、卵磷脂、胆碱及维生素 B_1、维生素 B_2 和烟酸、铁及膳食纤维、钙、铁、钾、镁等物质，可调节内分泌系统，具有延缓衰老的作用。所含不饱和脂肪酸、大豆皂苷、异黄酮、卵磷脂等可降低血中胆固醇，对高血压病、高脂血症及动脉硬化有一定的预防作用。

【用法】煮食饮用。

【使用注意】①消化不良、大便溏泻者慎食；②未煮熟和放置过久的豆浆忌食。

【文献摘要】

《本草纲目》："豆浆，利气下水，制诸风热，解诸毒。"

第六节 佐料类

白砂糖

【性味】味甘，性平。

【功用】生津润燥，润肺止咳，补阴疗疮，缓急和中。

【适应证】肺胃阴伤，肺燥咳嗽，疮疡不愈，脾虚腹痛，饮酒过度。

【现代应用】低血糖、饮酒过量、伤口不愈、色素沉着、解盐卤毒等。

【营养成分及作用】含有多种糖类、蛋白质，可以调节人体免疫力，降低血脂；含有多种酶、维生素，具有抗肿瘤、抗辐射作用。富含叶酸，以及铁、锰、铜、镍等微量元素，可起到抗细菌、抗病毒，延缓衰老的作用。

【用法】溶服或做佐料等。

【使用注意】湿重中满者慎食。糖尿病病人不宜食糖。小儿忌多食。

【文献摘要】

《本草纲目》："润心肺燥热，治咳消痰，解酒和中，助脾气，缓肝气。"

《医学入门》："味甘，无毒。润心肺，去心肺大肠热，助脾和中，消烦止渴。小儿多食生蛔虫，消肌损齿发疳。"

赤砂糖

【性味】性温，味甘。

【功用】温补气血，补脾和中，缓急止痛，化瘀通经。

【适应证】气血不足，脾胃虚寒，风寒感冒，寒凝腹痛，瘀血肿痛，产后恶露不行。

【现代应用】贫血、痛经、动脉粥样硬化、急慢性胃肠炎等。

【营养成分及作用】含有蛋白质、碳水化合物，可为细胞提供能量，加速血液循环、增加血容量的成分，刺激机体的造血功能，扩充血容量；含维生素 B_2、胡萝卜素、烟酸等，能够加速皮肤细胞的代谢，提高局部皮肤的营养、氧气、水分供应；所含钙、磷、钾、钠、镁、铁、锌、硒、铜、锰等矿物质可维护细胞的正常功能、强化皮肤组织结构和皮肤弹性，补充皮肤营养，促进细胞再生，消除色斑，延缓衰老。

【用法】开水冲、煮鸡蛋或做佐料等。

【使用注意】湿热中满者及阴虚内热者不宜多食。糖尿病患者慎用。

【文献摘要】

《本草再新》："补脾润肺，养肝和中，消痰止渴。"

《本草纲目》："砂糖，和脾缓肝、补血、活血、通瘀，以及排恶露。"

饴 糖

【性味】性温，味甘。

【功用】补脾益气，和中缓急，润肺止咳，解乌头毒。

【适应证】劳倦伤脾，腹痛里急，口渴咽痛，肺燥咳嗽，胎动不安，乌头、附子中毒。

【现代应用】急慢性支气管炎、胃肠神经症、急慢性胃肠炎、消化性溃疡、营养不良、乌头碱中毒等。

【营养成分及作用】主要含麦芽糖、维生素 B_2、维生素 C，具有美容养颜、延缓衰老，增强细胞活力，提高皮肤弹性的作用；富含的烟酸、蛋白质、脂肪等营养物质可提高机体免疫力，同时对组织具有一定的保护作用。

【用法】溶化服、入汤药、噙咽或入糖果等。

【使用注意】湿热内郁、中满呕逆、痰热咳嗽、小儿疳积不宜食用。

【文献摘要】

《名医别录》："主补虚乏，止渴，去血"。

《本草汇言》："治中焦营气暴伤，眩晕，消渴，消中，怔忡烦乱。"

蜂　蜜

【性味】性平，味甘。

【功用】健脾益胃，缓急止痛，润肺止咳，润肠通便，润肤生肌，解毒疗疮。

【适应证】血虚津亏，脘腹虚痛，肺燥咳嗽，肠燥便秘，咽干声嘶，目赤口疮，溃疡不敛，痈肿疮毒，水火烫伤，手足皲裂，乌头中毒。

【现代应用】冠心病、高血压病、肺结核、角膜溃疡及睑缘炎、慢性肝炎、荨麻疹、习惯性便秘、贫血、神经衰弱、消化性溃疡、烫伤冻伤、乌头中毒等。

【营养成分及作用】含有丰富的果糖及葡萄糖、蔗糖、麦芽糖、糊精、树胶，以及含氮化合物，能够对胃肠功能起到调节作用，使胃酸分泌正常，增强肠蠕动，预防便秘，可增强人体免疫力；富含的有机酸、挥发油、色素、蜡、天然香料、植物残片、酵母、酶类、无机盐等，有助于改善睡眠，抵抗皮肤氧化的作用。

【用法】冲服，拌服。

【使用注意】①湿热积滞，痰湿内蕴，中满痞胀及肠滑泄泻者均不宜食用；②忌鲫鱼、豆腐、韭菜、大葱、洋葱同食和高温煮食。

【文献摘要】

《神农本草经》："主心腹邪气，诸惊痫痉，安五脏，诸不足，益气补中，止痛解毒，除众病，和百药。久服，强志轻身，不饥不老。"

《名医别录》："微温，无毒。主养脾气，除心烦，食饮不下，止肠澼，肌中疼痛，口疮，明耳目。久延年神仙。"

食　盐

【性味】性寒，味咸。

【功用】泻火解毒，润燥凉血，滋肾通便，软坚固齿，涌吐止泻，杀虫止痒。

【适应证】食滞上脘，胸中痰癖，目翳疮疡，暑热烦渴，咽喉肿痛，牙痛齿衄，呕吐泄泻，毒虫螫伤。

【现代应用】急性胃肠炎、牙龈炎、急慢性咽喉炎、口腔炎、功能性消化不良、尿潴留、习惯性便秘等。

【营养成分及作用】含有氯化钠，为主要成分，参与体内酸碱平衡的调节，有助于胃体腺分泌黏液层，形成胃黏膜屏障，在酸的侵袭下保护胃黏膜不致被消化酶所消化而形成溃疡，还能维持神经和肌肉的正常兴奋。

【用法】溶服、漱口、做调味佐料。外用：炒热熨敷或水化点眼、漱口、洗疮。

【使用注意】咳嗽、水肿病人不宜食用。高血压病、肾脏病、心血管疾病患者应控制摄入量。

【文献摘要】

《本草拾遗》："除风邪，吐下恶物，杀虫，明目，去皮肤风毒，调和腑脏，消宿物，令人壮健。人卒小便不通，炒盐纳脐中，即下。"

《日华子本草》："暖水脏，及霍乱心痛，金疮，明目。止风泪，邪气，一切虫伤疮肿。消食，滋五味，长肉，补皮肤。通大小便。"

酱 油

【性味】性寒，味咸。

【功用】和中健脾，解热除烦，解毒疗伤，止痒消肿。

【适应证】纳呆食少，食积化热，伤风感冒，烧伤烫伤，毒虫蜇伤。

【现代应用】功能性消化不良、癌症、冠心病、高胆固醇血症等。

【营养成分及作用】富含多种氨基酸、维生素、矿物质、糖类、可溶性蛋白质、有机酸和硒等矿物质，有助于促进食欲，可降低人体胆固醇，降低心血管疾病的发病率，能减少自由基对人体的损害。

【用法】炒、煎、蒸、煮、凉拌时增味，也可制作罐头、酱菜等。

【使用注意】忌食生酱油。高血压病、冠心病、糖尿病和痛风患者应控制摄入量。

【文献摘要】

《本草拾遗》："味咸性冷，杀一切鱼肉菜蔬蕈毒，涂汤火伤，多食发嗽作渴。"

《调疾饮食辨》："引胃气。"

醋

【性味】性温，味酸、苦。

【功用】化瘀止血，养肝开胃，醒酒消食，消肿软坚，杀虫疗癣。

【适应证】产后血晕，疝癖癥瘕，食积不消，黄疸黄汗，吐血衄血，大便下血，阴部瘙痒，乳痈肿痛，痈疽疮肿，腹泻下痢，鱼肉菜毒。

【现代应用】高血压病、高脂血症、动脉粥样硬化、流行性感冒、功能性消化不良、糖尿病、癌症、肥胖症、皮肤松弛、醉酒、色斑、慢性疲劳综合征、胆道蛔虫病、急慢性传染性肝炎、外科感染等。

【营养成分及作用】含有膳食纤维，能帮助消化，促进糖和蛋白质的代谢，防治肥胖；富含蛋白质、脂肪、胆固醇，可调节血液的酸碱平衡，维持人体内环境的相对稳定；所含碳水化合物、钙、铁、钾、钠等矿物质，能增强肝脏机能，促进新陈代谢，扩张血管，降低血压，防止心血管疾病的发生，增强肾脏功能、利尿、降低尿糖含量；所含维生素 A、B 族维生素、维生素 C、维生素 D、维生素 E、维生素 K、维生素 P 和生物素、胡萝卜素等成分能抗衰老，抑制和降低人体衰老过程中过氧化物的形成，具有抗癌、杀菌的作用。

【用法】入汤、含漱等。

【使用注意】胃溃疡患者不宜食用。

【文献摘要】

《本草备要》："散瘀，解毒，下气消食，开胃气。"

《随息居饮食谱》："开胃，养肝，强筋，暖骨，醒酒，消食，下气辟邪，解鱼蟹鳞介诸毒。"

味 精

【性味】性平,味酸。

【功用】开胃助运。

【适应证】纳呆食少。

【现代应用】功能性消化不良、慢性肝炎、神经衰弱、癫痫、大脑发育不全、精神分裂症等。

【营养成分及作用】主要含谷氨酸钠,进入人体之后会分解产生谷氨酸,可以被人体的脑细胞所利用;所含碳水化合物、脂肪、蛋白质、胡萝卜素、维生素 B_1、维生素 B_2、烟酸、胆固醇,以及镁、钙、铁、锌、钠、硒等微量元素,可使脑内乙酰胆碱增加,有助于促进儿童生长发育。

【用法】做汤和调味。

【使用注意】忌高热久煮。不可多服、久服。婴儿忌用。

生 姜

【性味】性温,味辛。

【功用】发表祛寒,温肺止咳,温胃止呕,解毒和中。

【适应证】风寒感冒,肺寒咳嗽,胃脘冷痛,反胃呕吐,痰饮停积,胀满泄泻,药物、食物、鱼蟹中毒。

【现代应用】上呼吸道感染、流行性感冒、妊娠恶阻、晕车晕船、偏头痛,急性胃肠炎等。

【营养成分及作用】含有姜醇、姜酚、姜油菇、姜稀、辣素、柠檬醛等成分,具有良好的杀菌、消炎、止痛作用。含大量的姜酚,能抑制前列腺素的过多分泌,对胆结石有一定预防作用。含有挥发油,主要为姜醇、α-姜烯、β-水芹烯、柠檬醛、芳香醇、甲基庚烯酮、壬醛、多元酸人参菇醇等,可抑制癌细胞扩散,具有抗癌、抗肿瘤作用;所含姜辣素能产生一种抗衰老活性的抗氧化酶——过氧化物歧化酶,可抑制老年斑产生,延缓衰老。

【用法】煎汤、绞汁或作佐料等。

【使用注意】阴虚内热、目疾、疮痈者不宜食用。

【文献摘要】

《名医别录》:"味辛,微温。主治伤寒头痛、鼻塞、咳逆上气。去痰下气,止呕吐。"

《备急千金要方》:"主伤寒头痛,去痰下气,通汗,除鼻中塞,咳逆上气,止呕吐,去胸膈上臭气,通神明。"

花 椒

【性味】性热,味辛。

【功用】温中止痛,除湿止泻,杀虫止痒,解毒止痛。

【适应证】中寒腹痛，寒湿吐泻，风寒湿痹，泄泻痢疾，疝痛齿痛，虫积腹痛，湿疹阴痒、疮疥。

【现代应用】慢性胃肠炎、胆道蛔虫、蛔虫性肠梗阻、血吸虫病、蛲虫病、高血压病等。外用治疗各种皮肤癣疮、疥疮、手足皲裂等。

【营养成分及作用】含有挥发油，主要成分为柠檬烯、枯茗醇、獀牛儿醇对肠平滑肌有双向调节作用，有杀菌、消毒、止痛、止痒、消肿等作用，对多种细菌，特别是皮肤表面的细菌有一定的抑制功效，还有局部麻醉止痛作用。含有植物甾醇及不饱和有机酸等多种化合物，花椒水提取物有保肝作用；有抗血小板聚集及实验性脑血栓形成的作用；其挥发油可以祛除各种肉类的腥膻之气，并对 11 种癣菌和 4 种深部真菌有一定的抑制作用。

【用法】配制卤汤、腌制食品、炖制肉类、炒菜等。

【使用注意】阴虚火旺者、孕妇忌食。

【文献摘要】

《神农本草经》："秦椒，主风邪气，温中除寒痹，坚齿发，明目。久服，轻身，好颜色，耐老增年，通神。蜀椒，主邪气咳逆，温中，逐骨节，皮肤死肌，寒湿，痹痛，下气。久服之头不白，轻身、增寿。"

《本草纲目》："散寒除湿，解郁结，消宿食，通三焦，温脾胃，补右肾命门，杀蛔虫，止泄泻。"

胡 椒

【性味】性热，味辛。

【功用】温中散寒，止痛止泻，下气消积，祛痰解毒。

【适应证】脘腹冷痛，反胃呕吐，风寒感冒，寒痰食积，泄泻冷痢，跌扑肿痛，食物中毒。

【现代应用】功能性消化不良、慢性胃炎、小儿腹泻、冻疮、低血压、妇科炎症、癫痫等。

【营养成分及作用】含有胡椒碱，具有抗惊厥作用，对癫痫有一定改善作用；所含辣椒碱、胡椒林碱、胡椒油碱 A、胡椒油碱 B、胡椒油碱 C 等成分和芳香油、粗脂肪、可溶性氮及粗蛋白，可促进消化，具有防腐抑菌的作用。

【用法】煮粥、吞服或做佐料等。

【使用注意】热病、阴虚火旺、干燥综合征、糖尿病、痔疮、胃及十二指肠溃疡、高血压病患者忌食。孕妇慎食。

【文献摘要】

《本草求真》："胡椒比之蜀椒，其热更甚。凡因火衰寒入，痰食内滞，肠滑冷痢，及阴毒腹痛。胃寒吐水，牙齿浮热作痛者，治皆有效，以其寒气既除，而病自可愈也。但此上有除寒散邪之力。非同桂、附终有补火益元之妙。况走气动火，阴热气薄，最其所忌。"

《本草便读》："胡椒，能宣能散，开豁胸中寒痰冷气，虽辛热燥散之品，而又极能下气，故食之即觉胸膈开爽。又能治上焦浮热，口齿诸病。至于发疮助火之说，亦在用之当与不当耳。"

山 奈

【性味】性温，味辛。

【功用】温中行气，消食开胃，除湿止痛。

【适应证】脘腹冷痛，停食不化，胸膈胀满，风虫牙痛，风湿痹痛，跌打损伤。

【现代应用】急性胃肠炎、骨关节炎、消化性溃疡、跌打外伤、癌症、癫痫等。

【营养成分及作用】含有挥发油，其主要成分为龙脑、山奈酚、桂皮酸乙酯和莰烯等成分。山奈素含有多个酚羟基，具有较强的抗氧化作用，对金黄色葡萄球菌及伤寒杆菌、铜绿假单胞菌、痢疾杆菌等均有抑制作用；其提取物能刺激胃黏膜，引起血管运动中枢及交感神经的反射性兴奋，促进血液循环，对皮肤真菌和杀灭阴道滴虫有一定的抑制作用。

【用法】做佐料。

【使用注意】阴虚血亏及胃热者忌食。

【文献摘要】

《本草品汇精要》："辟秽气；为末擦牙，祛风止痛及牙宣口臭。"

《本草纲目》："暖中，辟瘴疠恶气。治心腹冷气痛，寒湿霍乱，风虫牙痛。"

八 角

【性味】性温，味辛。

【功用】温阳散寒，行气止痛，驱虫止呕。

【适应证】寒疝腹痛，肾虚腰痛，胃寒呕逆，阳痿便秘，干湿脚气。

【现代应用】急慢性胃肠炎、白细胞减少症等。

【营养成分及作用】含有蛋白质、碳水化合物、脂肪、维生素 B_2、烟酸、纤维素、维生素 A、维生素 E、锰、钙、铜、镁、锌、铁、钾、磷、钠、硒等微量元素。所含胡萝卜素是提供人体代谢所需；维生素 B_1 有保护神经系统的作用，可以促进肠胃蠕动，增加食欲；含有茴香脑，能促进骨髓细胞成熟并释放入外周血液，有明显的升高白细胞的作用。

【用法】用于煮、炸、卤、酱及烧等烹调加工中。

【使用注意】阴虚火旺者，胃热便秘者忌食。眼病患者、干燥综合征、糖尿病、围绝经期综合征、活动性肺结核者忌食。

【文献摘要】

《本草蒙筌》："主肾劳疝气，小肠吊气挛疼，干湿脚气，膀胱冷气肿痛。开胃止呕，下食，补命门不足。（治）诸瘘，霍乱。"

《医林纂要》："润肾补肾，舒肝木，达阴郁，舒筋，下除脚气。"

小茴香

【性味】性温,味辛。

【功用】温肾暖肝,理气和胃,祛寒止痛。

【适应证】肾虚腰痛,寒疝作疼,胃痛呕吐,脘腹胀痛,食少吐泻,少腹冷痛,痛经,遗尿,干湿脚气,乳汁不通。

【现代应用】鞘膜积液、消化性溃疡、痛经、尿路结石、牙周炎、口腔溃疡、白细胞减少症等。

【营养成分及作用】含有蛋白质、脂肪、膳食纤维、碳水化合物、钙、磷、铁、胡萝卜素、维生素 B_1、维生素 B_2、叶酸、维生素 C、茴香脑、小茴香酮、茴香醛等营养物质。茴香油有不同程度的抗菌作用,能促进唾液和胃液分泌,能增进食欲,帮助消化;茴香脑能促进骨髓细胞成熟和释放入外周血液,有明显的升高白细胞的作用。

【用法】炖肉烧鱼、做馅料、卤制食品等。

【使用注意】素体热盛或阴虚火旺者忌食。

【文献摘要】

《本草汇言》:"倘胃、肾多火,得热即呕,得热即痛,得热即胀诸证,与阳道数举、精滑梦遗者,宜斟酌用也。"

《医学入门》:"开胃者,调和胃气,止呕吐,定霍乱及瘴疟,破一切臭气口气。止疼痛者,一切肾冷脾寒,心腹气痛,肋如刀刺及外肢节疼痛。"

肉　桂

【性味】性热,味辛、甘。

【功用】补火助阳,引火归原,散寒止痛,通经活血。

【适应证】命门火衰,阳痿遗精,肢冷脉微,亡阳虚脱,腹痛泄泻,寒疝奔豚,腰膝冷痛,经闭癥瘕,寒湿痹痛,阴疽流注,宫冷不孕,痛经经闭,虚阳浮越,上热下寒,口舌糜破,久病体虚,气血不足。

【现代应用】性功能障碍、功能性消化不良、消化性溃疡、小儿流涎、支气管哮喘、神经性皮炎、荨麻疹、高血压病、血吸虫病、糖尿病、肥胖症等。

【营养成分及作用】含有肉桂精油、油树脂,具有抗菌,抗氧化等功能。多糖作为一类非特异性免疫增强剂,有利于提高机体免疫力,有抗缺氧,抗疲劳,延缓衰老等作用。多酚是肉桂的主要成分,具有降低血糖、调节血脂、抗肿瘤等作用,可以一定程度上降低代谢综合征、糖尿病、心血管疾病的患病危险。

【用法】煮粥、熬汤、蒸制或做佐料等。

【使用注意】阴虚火旺,里有实热,血热妄行出血及孕妇忌食。不宜与赤石脂同用。

【文献摘要】

《神农本草经》:"味辛温。主上气咳逆,结气喉痹,吐吸,利关节,补中益气。久服通神,轻身不老。"

《汤液本草》："肉桂入足少阴肾，太阴经血分，补命门之不足，益火消阴。"

芝麻油

【性味】性凉，味甘。

【功用】养血生津，润燥通便，杀虫解毒，通乳养发，润肤生肌。

【适应证】津血亏虚，头晕耳鸣，大便燥结，疮痈肿毒，虫积腹痛，溃疡疥癣，头发早白，皮肤皲裂。

【现代应用】习惯性便秘、动脉粥样硬化、高血压病、冠心病、高脂血症、肠梗阻、糖尿病、蛔虫病、皮肤皲裂、早衰等。

【营养成分及作用】含有维生素 B_1、麻糖、亚油酸、蛋白质、多缩戊糖、钙、磷、铁等多种营养物质。其中维生素 E 具有抗氧化作用，能维持细胞膜的完整性和正常功能，具有促进细胞分裂、软化血管和保持血管弹性的作用，保护心脑血管；所含亚油酸、棕榈酸等不饱和脂肪酸，容易被人体吸收，有助于消除动脉壁上的沉积物，促进胆固醇的代谢，清除动脉血管壁上的沉积物，起到软化血管、防治动脉硬化的作用。

【用法】烹炸食品或凉拌菜肴等。

【使用注意】脾虚便溏者慎服。

【文献摘要】

《本草拾遗》："主天行热，肠秘内结热，服一合，下利为度。"

《日华子本草》："陈油煎膏，生肌长肉，止痛，消痈肿，补皮裂。"

菜籽油

【性味】性温，味甘、辛。

【功用】泻火润燥，杀虫解毒，清肝利胆。

【适应证】赤丹热肿，金疮血痔，乳痈肿痛，肝炎，胆囊炎。

【现代应用】习惯性便秘、肠梗阻、肥胖、高脂血症、动脉粥样硬化、早衰、发育不良等。

【营养成分及作用】含有蛋白质，维生素 E，钙、磷等矿物质，芥酸，油酸，亚油酸，亚麻酸，生育酚和菜子甾醇。含有一定的磷脂，对血管、神经、大脑的发育十分重要。含有花生酸、芥酸、亚麻酸等成分。所含的亚油酸等不饱和脂肪酸和维生素 E 等营养成分能很好地被机体吸收，具有一定软化血管、延缓衰老的功效。

【用法】炒菜。

【使用注意】过期油不宜食用。冠心病、高血压病患者应少食。

【文献摘要】

《食物本草》："菜油敷头，令发长黑。行滞血，破冷气，消肿散结。治产难，产后心腹诸疾，赤丹热肿，金疮血痔。"

《本经逢原》："痈疽及痔漏中生虫，以香油涂之即尽。"

猪 油

【性味】性凉，味甘。

【功用】滋肾养肺，补虚润燥，泻热解毒，通利血脉。

【适应证】体虚乏力，肠燥便秘，久咳不止，赤白带下，手足皲裂，口疮瘰疬。

【现代应用】产后体虚、功能性消化不良、支气管炎等。

【营养成分及作用】含有脂肪、维生素 B_1、维生素 B_2、胆固醇、碳水化合物，有助于人体的新陈代谢；维生素 A 能促进人体正常发育，维持人的正常视觉；维生素 E 有助于延缓衰老，增强机体免疫水平，清除氧自由基，使皮肤细腻、有弹性；能降低空腹血糖、甘油三酯、总胆固醇、游离脂肪酸、低密度脂蛋白及自由基水平，减少糖尿病大血管及微血管病变的发生率，有助于其他慢性心脑血管病的防治。

【用法】炒菜、淋至菜肴或面条直接食用、制作点心等。

【使用注意】急、慢性肠炎患者不宜食用。服降压药及降血脂药不宜食用。老年人、肥胖和心脑血管病患者宜少食用。

【文献摘要】

《日华子本草》："治皮肤风，杀虫，敷恶疮。"

《本草图经》："利血脉，解风热，润肺。"

橄榄油

【性味】性平，味甘、酸。

【功用】清热解毒，生津利咽，润肠止血。

【适应证】咽喉肿痛，疮疹溃疡，咳嗽吐血，肠风下血，津亏便秘。

【现代应用】高脂血症、高血压病、糖尿病、急慢性胃肠炎、胆囊炎、动脉粥样硬化、冠心病、习惯性便秘、骨质疏松症、癌症、放射病、早衰、皮肤松弛、烧伤、烫伤等。

【营养成分及作用】含有丰富的单不饱和脂肪酸及多不饱和脂肪酸，具有一定的预防胃炎、胃及十二指肠溃疡作用；能降低人体内血浆中甘油三酯、胆固醇、低密度脂蛋白，提升高密度脂蛋白，降低血小板的黏稠度，减少血栓形成；含有多酚类化合物，如对羟基苯乙醇、香草醛酸等，具有较强抗氧化作用；富含维生素 A、维生素 D、维生素 E、维生素 K 等脂溶性维生素，及钙、磷、锌等微量元素，能促进婴幼儿神经和骨骼的生长发育。

【用法】烧、烤、煎、熬、拌食物，煮饭，或调拌各类素菜和面食，可制作沙拉和各种蛋黄酱，可以涂抹面包与其他食品。

【使用注意】菌痢患者、急性肠胃炎患者、腹泻者及胃肠功能紊乱者不宜多食。

第七节　坚果类

花　生

【性味】性平，味甘。

【功用】润肺化痰，健脾和胃，润肠通便，行气通乳，止血消瘀，安神补脑。

【适应证】燥咳少痰，脾虚不运，大便秘结，咯血衄血，皮肤紫斑，产后缺乳，健忘失眠，少寐多梦。

【现代应用】老年性痴呆、记忆力减退、高血压病、动脉硬化、习惯性便秘、产后乳汁不足、各种出血性疾病、慢性支气管炎等。

【营养成分及作用】含有丰富的蛋白质、维生素 B_2、维生素 C、维生素 E、维生素 K 和钙、铁等多种物质。矿物质含量也很丰富，特别是含有人体必需的氨基酸，有促进脑细胞发育，增强记忆的功能。花生中的维生素 K 有止血作用，对多种出血性疾病都有一定的止血作用。花生含有的维生素 C 有降低胆固醇的作用，有助于防治动脉硬化、高血压病和冠心病。

【用法】生食、煮、炒、炖汤等。

【使用注意】受潮变霉的花生米忌食，糖尿病人应慎食。

【文献摘要】

《滇南本草》："盐水煮食治肺痨，炒用燥火行血，治一切腹内冷积肚疼。"

《本草纲目拾遗》："多食治反胃。"

葵花子

【性味】性平，味甘。

【功用】益智安神，润肠通便，杀虫止痒，补肾养肝，补血养心，益智抗衰。

【适应证】失眠健忘，大便秘结，头目眩晕，腰膝酸软，心悸不安，面容虚衰。

【现代应用】高血压病、肠道寄生虫病、失眠症、习惯性便秘、老年性痴呆、早衰、亚健康等。

【营养成分及作用】含有丰富的不饱和脂肪酸、蛋白质、钾、磷、钙、镁、硒元素及维生素 E、维生素 B_1 等营养元素。其所含丰富的钾元素可以保护心脏功能，预防高血压病。葵花子中所含植物固醇和磷脂，能够抑制人体内胆固醇的合成，防止血浆胆固醇过多，防止动脉硬化，调节脑细胞代谢，改善其抑制机能，有催眠作用。

【用法】去壳取仁生嚼、炒熟食、榨油、煎汤等。

【使用注意】脾胃虚寒者应少食。

【文献摘要】

《本草纲目》记载，常吃坚果可令人"发黑、身轻、步健"。

核桃仁

【性味】性平微温，味甘涩。

【功用】补肾固精，温肺定喘，润肠通便，安神健脑，强筋壮骨，乌发美颜，镇咳平喘，消散结石，润肤养颜。

【适应证】腰痛脚软，失眠健忘，阳痿遗精，华发早白，大便秘结，咳嗽气喘，华发早脱，石淋砂淋，少寐多梦，早醒易惊，久不受孕，皮肤松弛。

【现代应用】老年性痴呆、记忆力减退、不孕不育、白发脱发、尿路结石、性功能障碍、慢性气管炎、哮喘、生长发育不良、高脂血症、冠心病、皮肤皱纹、神经衰弱等。

【营养成分及作用】含有锌、锰、铬等人体不可缺少的微量元素。核桃中的磷脂对脑神经有保健作用。其含有的不饱和脂肪酸能有效防治动脉硬化。含有丙酮酸，能够酸化尿液，对肾结石有一定的防治作用。含有丰富的维生素 E，能保护性腺功能，提高生殖生育机能和免疫能力，延缓衰老。

【用法】生食、凉拌、炒炸食等。

【使用注意】痰火积热或阴虚火旺者忌服。

【文献摘要】

《开宝本草》："食之令肥健，润肌，黑须发，多食利小水，去五痔。"

《本草纲目》："补气养血，润燥化痰，益命门，处三焦，温肺润肠，治虚寒喘咳，腰脚重疼，心腹疝痛，血痢肠风。"

南瓜子

【性味】性甘，味平。

【功用】驱虫杀虫，通淋排石，固肾涩精，补脾润肺，安神定志，利湿下乳。

【适应证】虫积内扰，咳嗽咳痰，尿频遗尿，小便淋浊，腰膝酸软，神疲乏力，阳痿早泄，性欲减退，少寐多梦，易惊健忘，肢体浮肿，产后缺乳。

【现代应用】人体各种寄生虫病、尿路感染、尿路结石、前列腺增生、高血压病、高脂血症、百日咳、慢性支气管炎、神经衰弱、记忆减退、失眠症、产后乳汁不足、阳痿早泄、性欲减退等。

【营养成分及作用】南瓜子提取物对绦虫、蛔虫等有明显驱除作用，对牛肉绦虫或猪肉绦虫的中段及后段有麻痹作用，能抑制和杀灭血吸虫。含有丰富的泛酸，可缓解心绞痛，有降压和防止血栓形成作用。富含锌和脂肪酸，可以使前列腺保持良好的分泌功能，对预防和改善男子前列腺疾病具有一定的作用，同时其所含生物活性物质还有预防前列腺癌的作用。富含维生素 B_1、维生素 E，可安定情绪，防止细胞衰老，增强记忆力。

【用法】生嚼、炒食、研末或煎汤。

【使用注意】不宜多食。

【文献摘要】

《现代实用中药》："驱除绦虫。"

《安徽药材》："能杀蛔虫。"

《中国药植图鉴》："炒后煎服，治产后手足浮肿，糖尿病。"

《本草纲目拾遗》："多食壅气滞膈。"

栗　子

【性味】性温，味甘。

【功用】补中益气，健脾养胃，补肾强筋，活血止血，消肿散结，延缓衰老。

【适应证】食少纳差，神疲乏力，少气懒言，大便溏泄，腰脚软弱，小儿筋骨不健，发育迟缓，月经量少，吐血衄血，便血崩漏，金疮、折伤肿痛，瘰疬，过早衰老等。

【现代应用】慢性疲劳综合征、上呼吸道感染、慢性胃炎、急慢性肠炎、发育迟缓、骨质疏松症、鼻出血、支气管扩张、骨折、外伤肿痛、闭经、功能失调性子宫出血、卵巢早衰等。

【营养成分及作用】栗子的碳水化合物含量较高，能供给人体较多的热能，能帮助脂肪代谢，保证机体基本营养物质供应。富含维生素 B_2，可防治口腔溃疡。含丰富维生素 C、矿物质，能够维持牙齿、骨骼、血管肌肉的正常功能，可预防和治疗骨质疏松。含有丰富的不饱和脂肪酸和矿物质，能防治高血压病、冠心病、动脉硬化等心血管疾病，延缓衰老。富含蛋白质、各种维生素及钙、磷、钾等，对身体虚弱者有补益作用。

【用法】生食、熟食、炒食或蒸食。

【使用注意】糖尿病、肥胖症患者慎用。小儿及脾胃虚弱、脘腹胀闷或痰湿体质者不宜多食。

【文献摘要】

《名医别录》："主益气，厚肠胃，补肾气，令人忍饥。"

《滇南本草》："治山岚瘴气，疟疾，或水泻不止，或红白痢疾。用火煅为末。每服三钱姜汤下。生吃止吐血、衄血、便血，一切血症。"

松　子

【性味】性微温，味甘。

【功用】润肺止咳，润肠通便，补肾益精，养血黑发。

【适应证】肺燥久咳，干咳无痰，腰膝酸软，阳痿早泄，滑精梦遗，大便秘结，须发早白，斑秃脱发，肌肤干燥，瘙痒脱屑。

【现代应用】慢性咳喘、老年及产后便秘、习惯性便秘、内外痔疮、精少不育、性功能减退、头发干枯、脱发白发、皮肤干燥、白癜风、干燥综合征等。

【营养成分及作用】富含不饱和脂肪酸和矿物质如钙、铁、磷，能够增强血管弹性，软化血管，维护毛细血管的正常状态，降低血脂，预防心血管疾病。含蛋白质和多种营养物质，能给机体组织提供丰富的营养成分，能促进儿童的生长发育，增进智力。松子中的磷和锰含量丰富，对大脑和神经有补益作用。富含脂肪油，有润滑作用，对肌肤干燥及便秘者有一定的改善作用。

【用法】生食、煮食或炒食、榨油等。

【使用注意】脾虚、大便泄泻及痰湿肥胖者不宜多食。

【文献摘要】

《本草纲目》："润肺，治燥结咳嗽。"

《玉楸药解》："松子仁与柏子仁相同，收涩不及而滋润过之，润肺止咳，滑肠通秘，开关逐痹，泽肤荣毛，亦佳善之品。"

榛 子

【性味】性平，味甘。

【功用】健脾和胃，益肝明目，润肺止咳。

【适应证】病后体弱，脾虚泄泻，面色无华，食少纳差，小儿疳积，头晕眼花，视物模糊，久视无力，肺燥干嗽，大便秘结。

【现代应用】糖尿病、高血压病、动脉粥样硬化、冠心病、记忆力减退、小儿发育不良、视力减退、老年性痴呆、肺结核、习惯性便秘、蛔虫病和蛲虫病等。

【营养成分及作用】含有人体必需的 8 种氨基酸及多种微量元素和矿物质，其中磷和钙有利于人体骨骼及牙齿的发育，富含油脂、纤维素、维生素 E，能有效地延缓衰老，促进胆固醇的降解代谢，防治血管硬化，对高血压病、动脉硬化等心脏血管疾病有一定的防治作用。含有丰富的维生素 A、维生素 B_1、维生素 B_2 及烟酸，有利于促进上皮组织细胞的正常生长，维持正常视力和神经系统的健康，促进消化系统功能，增进食欲，提高记忆。

【用法】生食、炒食。

【使用注意】存放时间较长后不宜食用。肝胆功能严重不良者应慎食。泄泻便溏者应少食。

【文献摘要】

《日华子本草》："肥白人，止饥，调中，开胃。"

《开宝本草》："主益气力，宽肠胃，令人不饥，健行。"

白 果

【性味】性平，味甘、苦、微涩，有小毒。

【功用】敛肺化痰，止咳定喘，止带缩尿，养颜祛痘，疗癣止痒。

【适应证】咳嗽咳痰，哮喘气急，白带量多，遗精滑泄，尿频白浊，面部痤疮，疮疡疥癣，无名肿毒。

【现代应用】肺炎、慢性支气管炎、肺气肿、肺心病、哮喘、肺结核、老年性痴呆、脑供血不足、脑血栓形成、高血压病、冠心病、阴道炎、宫颈炎、前列腺炎、早泄、痤疮、酒渣鼻、毛囊炎、脚癣、疥疮、无名肿毒等。

【营养成分及作用】含有维生素 C、维生素 B_2、胡萝卜素、钙、磷、铁、钾、镁等多种微量元素，以及银杏酸、白果酚、五碳多糖等营养成分。所含有的莽草酸、白果双黄酮、异白果双黄酮、甾醇、苦内脂等，具有通畅血管、促进血液循环，保护肝脏，改善大脑功能，增强记忆力，红润肌肤，抗衰防老的作用，对脑血栓、高血压病、冠心病和老年性痴呆等有一定的疗效。白果提取物有一定的镇咳化痰作用，对气管平滑肌有一定的松弛作用。

【用法】煮食、炒食、炖汤或煮粥食。

【使用注意】忌生食。

【文献摘要】

《医学入门》："清肺胃浊气，化痰定喘，止咳。"

《本草纲目》："熟食温肺益气，定喘嗽，缩小便，止白浊；生食降痰，消毒杀虫；（捣）涂鼻面手足，去皶泡，皯黯，皱皴及疥癣疳匿、阴虱。"

《本草便读》："上敛肺金除咳逆，下行湿浊化痰涎。"

第八章　食疗体质养生 ▷▷▷

第一节　体质学说与体质养生

　　体质是指人体生命过程中，在先天与后天多种因素影响下，人体形态结构、生理功能与心理状态形成的综合的、相对稳定的固有特质。体质影响着人体对自然环境、社会环境的适应能力、健康状况及对疾病的易感性与抵抗能力。人体是一个形与神相统一的整体，张介宾在《类经》中说"形神具备，乃为全体"，也就是说人体的健康状况取决于身体形态结构、生理机能、精神心理的状态是否完好。在中医理论指导下，研究正常人体质的特点、差异、对疾病的影响、指导治疗等，称为体质学说。

　　体质以脏腑经络及精气血津液为生理学基础，具有先天遗传性、差异多样性、形神一体性、群类趋同性、相对稳定性、动态可变性、连续可测性的特点。

　　体质养生则是在中医理论的指导下，根据个体不同的体质，因人制宜制订不同的养生方案，"因人施养""因体施保"，通过一些合理的起居调护、饮食调摄、精神调整、形体锻炼、预防保健，使人体达到阴平阳秘、阴阳平衡的状态，提高个体对环境的适应力。

第二节　不同体质的食疗养生

　　体质因个体先天禀赋与后天影响因素的共同作用，会出现不同的差异性。这种差异既有因自然地域不同而造成的群体差异，又有因先天禀赋、生活方式等造成的个体差异。为了把握体质特征与差异，必须对纷繁的体质现象进行比较，予以甄别。中医学体质的分类是在中医整体观指导下，以阴阳、五行、精气血津液等学说为基础，对个体间出现的差异现象进行归类整理。

　　历代医家从不同的角度对体质进行了不同的分类。《黄帝内经》曾提出过按阴阳多寡、五行归属、心理特征等划分方法；张景岳则采用藏象阴阳分类法。现代体质学说则以王琦教授提出的九种体质分类方法最具代表性。

　　由于先天禀赋不同，年龄性别差异，饮食劳逸情志所伤，地理地域不同，以及疾病针药的共同影响与作用，形成了不同的体质特征与体质类型。

一、阴阳平和质食疗养生

1. 定义与临床特点

阴阳平和体质是指机体处于阴阳气血调和的状态，是机体健康的表现。该体质以体态适中、精力充沛、面色红润为特征。

阴阳平和体质，临床表现为面色润泽、红黄隐隐、目光有神、唇色红润光泽、头发稠密光亮、纳食佳、睡眠好、二便正常、精力充沛、不易疲劳、适应力和耐受力强、性格随和开朗、舌质淡红苔薄白、脉和缓有力。

2. 食疗原则及食物选择

饮食顺应四时有节制，不嗜食偏食，调护脾胃，避免发生体质的偏颇与变化。

食物选择讲究饮食均衡，多食水果、蔬菜、五谷。根据春夏秋冬四时变化，选择适宜的食材，如：春季饮食宜少酸多甜之品；夏季饮食宜少凉多酸之品；秋季宜少食辛辣多食润燥之品；冬季饮食宜根据个体特质，不盲目进补。

二、湿热体质食疗养生

1. 定义与临床特点

湿热体质是指机体因长期居住潮湿环境、先天不足，或长期饮酒、喜食肥甘，湿浊蕴热而造成的以湿热内蕴为主要特征的体质。多表现为外感湿邪或体内生湿，蕴而化热的虚实夹杂之证。湿热体质之人多患有痤疮、湿疹、酒渣鼻、慢性结肠炎、胆囊炎等疾病。

湿热体质的人群，临床可表现为形体偏胖、面垢油光、痤疮、心烦懈怠、身重困倦、口干口苦、口气臭秽、性急易怒、易发湿疮、女性带下量多色黄、男性阴囊潮湿、大便或黏滞或干结、小便黄、舌质红苔黄腻、脉滑数等。湿热之邪多与肝、脾、胆、大肠、小肠、膀胱等脏腑有关。

2. 食疗原则与食物选择

清热化湿，分消走泄是调养湿热体质的基本原则。饮食上宜用清热泻火、化湿利水的食物进行调理。同时，湿热体质的人群常伴有脾胃功能的失调，故在调理湿热的同时，应注意调护脾胃。这类人群应忌食燥烈、辛温、油腻的食物，以免加重湿热症状。

食物的选择上，可多吃苦瓜、冬瓜、藕、丝瓜、西红柿、黄瓜、豆腐、空心菜、芹菜、马齿苋、白菜、鸭肉、鲤鱼、泥鳅、莲子、绿豆、赤小豆、薏苡仁、黄豆、小米、柚子、梨、西瓜、苹果等。

3. 食疗方

（1）碧玉养生汁

组成：黄瓜100g，苦瓜800g，糖、纯净水适量。

制法：将黄瓜、苦瓜洗净切小，放入榨汁机，加适量水榨汁，依个人口味加入糖调味即可。可每周饮用3~4次。

功用：清热泻火，祛湿解暑。

（2）消暑绿豆饮

组成：绿豆 100g，粳米 80g，冰糖适量。

制法：将绿豆泡水 8 小时，粳米洗净；锅中加水适量，煮沸后放入绿豆和粳米，武火熬煮 20 分钟，改文火熬煮至绿豆熟烂，依个人口味加适量冰糖即可。佐餐食用。

功用：清热解暑，祛湿利水。

（3）豆腐白菜汤

组成：白菜 350g，豆腐 100g，盐、味精各适量。

制法：白菜洗净、掰断，豆腐切成小块。锅中放入适量水煮沸后放入白菜，15 分钟后加入豆腐，煮熟调味即可。佐餐食用。

功用：健脾利湿，清肺泄热。

三、痰湿体质食疗养生

1. 定义与临床特点

痰湿体质多是由于先天遗传、起居失常，或七情内伤、饮食不节等导致脏腑功能失调，水液代谢障碍，停聚成痰，痰湿凝聚的体质，以形体肥胖、口中黏腻等为主要特征。高血压病、糖尿病、高脂血症、脂肪瘤是痰湿体质的多发病。

"脾为生痰之源，肺为贮痰之器"，痰湿体质大多与机体肺脾的功能失调相关。脾虚生痰，脾不运化水湿，聚而成痰，临床多见面色黄胖、痰多、汗多、健忘、困倦嗜睡、胸闷、腹部胀满、食欲不振、肢体麻木、身体包块。痰浊内停于肺，肺失宣肃，故可见痰多、胸闷。寒痰阻肺者，咳嗽痰多，色白质稀，喉中哮鸣；痰热壅肺者可兼见咳嗽咯痰、痰黄稠量多、大便干结等症。痰阻脑络者可兼见头晕头痛，舌质淡胖苔白腻、脉滑等征象。

2. 食疗原则及食物选择

食疗以化痰降浊，健脾利湿为大法。用性味甘淡的食物，利湿化痰，健脾和胃；痰湿形成，导致气滞血瘀的形成，在调治痰湿的同时，应注意结合行气活血的食物。同时应忌食肥甘厚味、酸涩苦寒刺激之物和滋补油腻之物，忌暴饮暴食、进食过快。

平时应多吃薏苡仁、绿豆、山楂、黑豆、茯苓、燕麦、山药、芹菜、芡实、荷叶、赤小豆、白菜、冬瓜、萝卜、紫菜、海蜇、泥鳅、绿豆芽、荠菜、慈姑、海带、洋葱、茼蒿、苋菜、茄子、柚子、黄瓜、梨、柠檬等。

3. 食疗方

（1）杂粮祛湿粥

组成：绿豆 100g，薏苡仁 150g，山药 80g，燕麦 30g，白砂糖适量。

制法：将薏苡仁、绿豆洗净泡水 8 小时，山药洗净备用；锅中加水，煮沸后放入备好的绿豆、薏苡仁及洗净的山药；粥将熟时放入燕麦，再熬煮 10～15 分钟，依个人口味加入适量糖即可。佐餐食用。

功用：健脾利湿，调补中气。

（2）三鲜蒸冬瓜

组成：冬瓜 450g，甜笋 50g，干香菇 4 朵，虾皮 4g，小葱 1 根，生抽、香油、盐适量。

制法：干香菇泡发切碎放入少量盐腌制，甜笋切丁，小葱切成末，虾皮洗净备用；冬瓜切片放入碗中，将笋丁、碎香菇、虾皮撒在冬瓜上，加少量生抽入锅蒸 20～30 分钟，出锅撒上葱末，淋少香油即可。佐餐食用。

功用：利水消痰，健脾养胃。

（3）茯苓养生饺

组成：茯苓粉 80g，荠菜 700g，猪肉末 350g，饺皮 1000g，盐、味精、胡椒各适量，鸡蛋 1 枚。

制法：荠菜洗净、切碎，加少许水与猪肉末、茯苓粉、鸡蛋一同制成馅，加入适量盐、味精、胡椒调味。包成饺子后，上屉蒸 20 分钟即可，或煮成水饺亦可。佐餐食用。

功用：健脾利湿，宁心补脾。

四、气郁体质食疗养生

1．定义及临床特点

因先天遗传、精神刺激、忧郁思虑过度因素等造成机体气机郁滞，气行不畅，以抑郁忧虑、敏感脆弱等为特征的体质状态称为气郁体质。多表现为气的运动发生障碍，推动不足，郁闭阻滞的实证。临床中抑郁症、睡眠障碍等心身疾病及心脑血管疾病是气郁体质的高发病种。

气郁体质的突出表现为抑郁忧虑、情志不舒、性急易怒、胸胁脘腹胀闷疼痛、嗳气、肠鸣、矢气、脉弦等。多与肝、胃等脏腑相关。肝郁气滞者可见善太息，或颈部瘿瘤，或咽部异物感，妇女经前或行径乳房胀痛、月经不调、痛经，男性阳痿、早泄，舌苔薄白，脉弦等。

2．食疗原则及食物选择

辛辣刺激、寒凉之品，肥甘厚味之品，是该体质人群的首要之忌，以减少饮食因素对机体气机的影响。疏肝解郁，调畅气机为其调养原则；同时应用理气开郁、调脾柔肝的食物共同调理。气郁体质的人群，常可兼见郁热、血瘀、痰湿的产生。因此，在调治气郁的同时，注意结合清热、行血、化痰的食物。

佛手、橘子、乌梅、山楂、陈皮、黄花菜、香菇、紫菜、胡萝卜、黑豆、醋、魔芋、裙带菜、海带、萝卜、卷心菜、丝瓜、苋菜、芦笋、青笋、豆芽、豌豆尖、豆豉、茼蒿、山竹、无花果、荞麦、燕麦、大麦等都是气郁体质的适宜食材。

3．食疗方

（1）绿豆紫菜排骨煲

组成：排骨 500g，绿豆 80g，紫菜 30g，陈皮 20g，姜 10g，盐适量。

制法：绿豆、紫菜洗净备用；将排骨砍成小块，洗净；砂锅中加清水，旺火煮沸后倒入排骨，撇去浮沫，放入姜和陈皮，改用小火加入绿豆同煮 3 小时，放入紫菜煮熟调味即可。佐餐食用。

功用：疏肝理气，化痰散结。

（2）田园豆尖

组成：豌豆尖 300g，干辣椒 1 个，盐、味精、植物油各适量。

制法：将豌豆尖洗净，干辣椒剪成段。锅烧热后放植物油，先下干辣椒炒香，再放豌豆尖，连续翻炒，调味后起锅装盘。佐餐食用。

功用：芳香化湿，行气化浊。

（3）玫瑰开心饮

组成：玫瑰花 10g，洛神花 10g，山楂 10g，西洋参 5g，乌梅 1 个，冰糖适量。

制法：前五物放入茶壶中，沸水冲泡，5～8 分钟即可，代茶饮。饮用时依个人口味加入适量冰糖。

功用：疏肝解郁，行气化痰。

五、血瘀体质食疗养生

1. 定义与临床特点

血瘀体质是因先天不足、后天外伤、忧郁气滞等造成的以机体血行不畅，瘀血内阻为特征的体质状态。临床多以疼痛、出血、肿块等为特点，证型错综复杂，可见实证、虚证、虚实夹杂等。这一体质的人群易患冠心病、高血压病、脑血管病、肿瘤等疾病。

血瘀体质常见的表现有疼痛、面色晦黯、眼周青黑、口唇暗淡、头痛、性急易怒、健忘、皮肤干燥粗糙、肌肤甲错、皮下紫斑、癥瘕积聚、舌质紫黯或瘀斑瘀点、舌下络脉曲张及脉细涩或结、代、促等。血瘀疼痛临床较好辨别判断，具有刺痛、痛处固定、拒按、夜间痛剧的特点。女性血瘀证可兼见月经不调、痛经、闭经、崩漏、癥瘕积聚、面部色斑等。

2. 食疗原则与食物选择

血瘀体质的调养原则为活血化瘀，疏肝理气。选用健脾益气、行气活血、温经散寒的食物进行调理。同时血瘀体质的人群还会兼见不同程度的气滞、痰热互结的症状，在调治血瘀的同时，也要注意结合选用行气解郁、清热化痰的食物。忌食酸涩、寒凉的食物，以免加重瘀血的形成。

食物的挑选上宜多食以下品种，如玫瑰花、月季花、桃花、黄酒、红米、苦荞、葵花籽、小米、辣椒、洋葱、茄子、番茄、黑木耳、空心菜、藕、芹菜、大蒜、香菇、蘑菇、菠菜、油菜、海带、豆芽、南瓜、卷心菜、苦瓜、核桃、红糖、山楂、柚子、葡萄、木瓜、火龙果、橘子、桃、桂圆、李子、蓝莓、西番莲、柠檬等。

3. 食疗方

（1）百香化瘀饮

组成：玫瑰花 15g，百香果 1 个，桃子 150g，葡萄 80g，纯净水、糖适量。

制法：开水 300mL 冲泡玫瑰花，茶汤晾凉待用；其余三物洗净，百香果取瓤，桃子切块，葡萄去皮，放入榨汁机，加入玫瑰花水，搅拌均匀后依个人口味加入适量糖即可饮用。

功用：补益气血，行气活血。

（2）五色扶正炒

组成：鲜香菇 80g，藕 80g，西芹 100g，柿子椒 1 个，食用油、盐、味精适量。

制法：将以上菜品洗净切丁备用；锅中放入食用油，油热后先炒香菇和藕丁，后放入西芹，最后放入柿子椒，调味起锅即可。佐餐食用。

功用：活血化瘀，补中益气。

（3）桃花养颜粥

组成：粳米 100g，桃花 15g，大枣 5 枚，纯净水、冰糖适量。

制法：粳米淘洗干净，大枣洗净去核备用；锅中加入适量纯净水，煮沸后放入粳米、大枣熬煮，起锅前 20 分钟加入桃花，熬煮好后依个人口味加入适量冰糖即可。作餐、佐餐食用。

功用：益气活血，祛斑养颜。

六、阳虚体质食疗养生

1. 定义与临床特点

阳虚体质是指以机体阳气虚损，机体功能减退或衰弱，产热不足为特征的体质状态，多因先天不足或病后体虚或年老阳衰等造成。表现为机体整体阳气不足，阳不能制阴，阴气偏亢的虚寒证候。该体质多见于痹证、胃痛、痛经、不孕症的患者。

阳虚体质，突出地表现为畏寒肢冷、喜静蜷卧、精神不振、面色无华、脘腹冷痛、小便清长、舌质淡、脉沉迟等。心阳虚者可兼见心悸怔忡，浮肿，冷汗脉微；肾阳虚者可兼见腰膝酸软，夜尿频多，男性遗精早泄、阳痿不举，女性宫冷不孕等；脾阳虚者可兼见腹痛时作，喜温喜按，大便稀溏，久泻不止等。

2. 食疗原则与食物选择

阳虚体质多以阳气不足的阴寒之证为主，尤以脾肾之阳不足为甚，故温补阳气，补肾健脾为调补该体质的基本原则。食疗时注意用性味温和的食物，缓慢进补。阳气虚损，进一步可影响到气、血的运化，兼见气、血亏虚之证；因此，调治阳虚的同时，要注意结合益气、养血的食物。同时还应忌食生冷、寒凉性质的食物，避免加重阳气的损伤。

调养阳虚体质的代表性食材有羊肉、狗肉、鹿肉、牛肉、鸡肉、鸽肉、虾、带鱼、鲳鱼、鲈鱼、大蒜、洋葱、韭菜、芫荽、辣椒、花椒、生姜、小茴香、肉桂、赤砂糖、饴糖、酒、核桃、栗子、樱桃、龙眼、荔枝、燕麦、糯米等。

3. 食疗方

（1）当归生姜羊肉汤

组成：羊肉 1000g，当归 50g，姜 40g，草果 1 个，胡椒、料酒、盐适量。

制法：草果敲裂，羊肉、当归、姜洗净放入锅中备用，加清水、料酒、胡椒粉，旺火烧沸后撇去浮沫，再改用小火炖至羊肉熟烂，加入食盐调味即成。佐餐食用。

功用：温中补虚，补肾养血。

（2）甜蜜栗子粥

组成：栗子肉 100g，龙眼肉 40g，粳米 120g，饴糖适量。

制法：先将粳米洗净放入锅中，加水适量，旺火熬粥，煮沸后加入栗子、龙眼肉，改文火熬粥至熟烂，依个人口味加入适量饴糖即成。作餐食用。

功用：温中补虚，益气健脾。

七、阴虚体质食疗养生

1．定义与临床特点

阴虚体质是指因先天不足或后天失养等因素造成体内精血津液等阴液物质亏少，以虚热证候为主要表现的体质状态。阴虚体质多表现为阴液的亏耗，阴不能制阳，阳气相对偏亢的虚热证候。阴虚体质的人群易患糖尿病、干燥综合征、焦虑症等疾病。

阴虚体质的突出表现为机体的滋润、濡养等功能减退，具体表现为形体消瘦，两颧潮红，五心烦热，潮热盗汗，气短烦闷，大便干结，小便黄赤，舌质红而干，少苔，脉细弱、细数等症。脏腑证候中，常与心、肝、肾、胃等脏腑相关。心阴虚者因心阴损耗导致心神失养，虚热内扰，多有心烦、心悸、失眠、多梦、口燥咽干之症。肺阴虚者由于肺燥失润，宣肃失职，常见干咳无痰，或痰少而黏，或痰中带血，不易咳出，声音嘶哑，口干舌燥等。肝阴虚者阴液不足，体窍失养，筋失濡润，多有头晕目眩、目涩，或手足蠕动，或胁痛等。肾阴虚者阴液亏耗，官窍失养，可兼见腰膝酸软、齿松、脱发、男子遗精、滑精、阳强易举，女子经少或闭经，头晕耳鸣等症。胃阴虚者因胃阴不足，虚热内郁，胃失和降，导致胃脘嘈杂、饥不欲食、脘腹痞胀、灼痛等。

2．食疗原则与食物选择

阴虚体质的调养应从滋阴润燥，调补肝肾着手。多选用性甘味微寒的食物调补。该体质由于机体长期阴液不足，久而导致气血的亏虚；因此，在调治阴虚的同时，应注意结合益气、补血的食物共同调理。其次，忌食辛辣、燥热的食物也是调整纠正阴虚体质的重要方法，以此避免阴液的进一步损伤。

阴虚体质人群可多食水产类食物，如甲鱼、贝类、海蜇、海参、泥鳅、海带、紫菜等，其他可选择鸭肉、鹅肉、猪肉、豆腐、银耳、燕窝、百合、绿豆、牛奶、蜂蜜、芝麻、山药、萝卜、芦笋、白果、莲子、柚子、桑椹、梨、西红柿、雪莲果等。

3．食疗方

（1）润燥老鸭汤

组成：老鸭1只，西洋参30g，生姜5g，石斛30g，纯净水、盐适量。

制法：将老鸭洗净备用，砂锅中放入适量水，放入老鸭煮沸后撇去浮沫，再放入生姜、西洋参、石斛共同小火熬煮，3小时左右加盐调味即可。佐餐食用。

功用：滋阴润燥，益阴养胃。

（2）滋润养颜羹

组成：银耳50g，百合100g，鸭梨1个，冰糖20g，纯净水适量。

制法：银耳、百合掰开洗净，鸭梨去皮切块，放入碗中备用，将冰糖撒于三物之上，加入适量纯净水。上蒸锅蒸制半小时即可。佐餐食用。

功用：养阴润肺，益胃生津，美白养颜。

（3）养阴润燥茶

组成：菊花3朵，麦冬6g，黄精8g，玄参5g，玫瑰花3朵，适量冰糖。

制法：将五物放入茶壶，沸水冲入，泡2分钟后，将第一道水倒弃。再加入沸水泡制5分钟即可。可依个人口味加入适量冰糖调味。

功用：滋阴润燥，润肠通便。

八、气虚体质食疗养生

1. 定义与临床特点

气虚体质是指以机体元气不足，功能减退为特征的体质状态，多因先天不足、后天失养，或久病重病，或过度劳累造成。表现为机体脏腑之气、一身之气的不足，气的推动、固摄之力不够，卫表不固的虚性证候。气虚体质的人常患有内脏下垂、心悸等疾病，或反复感冒。

气虚体质，多见于元气不足或脏腑之气不足，其临床表现有气短声低、少气懒言、精神疲惫、体倦乏力、头晕目眩、体虚汗出、舌质淡嫩、脉虚。脏腑之气的亏虚常发生于心、肺、脾肾等脏。心气虚者，鼓动无力，可见心悸、胸闷、神疲等；肺气虚者，呼吸无力，卫外不固，见咳嗽无力、畏风、易感、气短而喘、自汗等症；脾胃气虚者，运化失职，中气下陷，可兼见不欲饮食、食少腹胀、大便稀溏、肛门重坠、内脏下垂等；肾气亏虚，失于封藏固摄，可发生腰膝酸软、耳鸣耳聋、小便频数、夜尿频多、尿后余沥不尽或遗尿，男子滑精早泄，女子月经淋沥、带下量多、滑胎等。

2. 食疗原则与食物选择

气虚者，补益元气、补中健脾为调理之根本。食物调养应注意用性味甘平的食物，缓慢补益，不可盲目进补。同时，气虚又可牵涉阴血、阳气、津液的亏虚。因此，在调治气虚的同时，也要注重滋阴、温阳、养血、生津。饮食要注意忌食生冷苦寒、辛辣燥热及耗气的食物，如萝卜、空心菜等，以免加重损伤。

食物选择上，多选择性味甘平，具有益气温中补脾的食材，如白扁豆、糯米、小米、板栗、大枣、桂圆、鸡肉、牛肉、鲫鱼、山药、香菇、土豆、白菜、南瓜、鸡蛋、花生、藕、西红柿、黑木耳、洋葱、牛奶、核桃、樱桃、杨桃、石榴、橙、葡萄、山竹、荔枝、火龙果等。

3. 食疗方

（1）甜糯益气粥

组成：糯米 120g，大枣 20g，桂圆 20g，饴糖适量。

制法：糯米洗净，冷水浸泡 2 小时，将清水放入锅中旺火烧沸后放入浸泡好的糯米，再改用小火煲 40 分钟，加入桂圆、大枣，粥煮好后加入冰糖。作餐或佐餐食用。

功用：健脾益气，培补元气。

（2）党参汽锅鸡

组成：鸡肉 800g，党参 20g，盐、姜、料酒各适量。

制法：将鸡肉洗净切块与党参一同放入汽锅，加姜、料酒，上锅蒸制 2～3 小时即可。佐餐食用。

功用：补中益气，健脾养血。

（3）果蔬满园

组成：藕 100g，火龙果 1 个，土豆 100g，桂圆 80g，橙 1 个，橄榄油、沙拉酱适量。

制法：土豆煮熟，去皮切丁，藕切丁焯水，桂圆去核，橙、火龙果去皮切丁，一同放入碗中，加入适量橄榄油、沙拉酱拌匀即可。佐餐食用。

功用：健脾和胃，益气调中。

九、特禀体质食疗养生

1. 定义与临床特点

特禀体质是一种先天的、特异性的体质，多由父母遗传因素造成。特禀体质可分为三个类型：第一是易发生过敏反应的过敏性体质，第二是遗传性疾病体质，第三是因母亲在妊娠期间受到不良影响而传给胎儿疾病的胎传性体质。特禀体质常见于冠心病、糖尿病、过敏性鼻炎、哮喘等患者。

特禀体质的人群，最突出的表现为整体适应能力差；易产生自卑、抱怨、挫折等不良心理状态；易发生过敏症状，如药物过敏、食物过敏、花粉过敏、金属过敏等；易患家族遗传性疾病，如先天聋哑、并指、多指、血友病、先天愚型等，这一类疾病通常难以治愈。常见的胎传性疾病有先天性风疹、梅毒等。

2. 食疗原则及食物选择

特禀体质的人群常有卫气不固的表现，故益气固表、养血消风为调治的根本。肝肾不足是特禀体质的又一大特点，因此，在调治时，运用补益肝肾的食物也是较好的选择。忌食各种"发物"、辛辣刺激、生冷、肥甘厚味。这一体质调理时间往往较长，需耐心调治，同时安抚患者的不良心理。

食物选择上，多食用性味较为温和、益气补脾、补益肝肾的食材，如猪肉、鸡肉、泥鳅、番茄、胡萝卜、卷心菜、花菜、山药、大枣、黄芪、莲子、薏苡仁、糯米、粳米、燕麦、金橘、苹果、黄瓜、桑椹、猕猴桃、蓝莓、蜂蜜等。

3. 食疗方

（1）益气脱敏粥

组成：粳米100g，薏苡仁60g，大枣20g，黄芪50g，山药50g，饴糖适量。

制法：粳米、薏苡仁、山药、大枣洗净备用；锅中放入适量水烧开，加入黄芪煮水，半小时后去渣留汁；将洗净备用的四种食材倒入黄芪汁中，用小火熬成粥，粥熟后依个人口味加适量饴糖调味即可。作餐或佐餐食用。

功用：益气固表，脱敏抗炎。

（2）蓝莓山药泥

组成：山药500g，蓝莓酱100g。

制法：山药去皮洗净切块，放入锅中蒸熟取出，捣成泥状，将山药泥做成汤圆状的小球置于盘中，浇上蓝莓酱汁即可。佐餐食用。

功用：益气补脾。

（3）金橘固表茶

组成：金橘30g，西洋参10g，黄芪15g，甘草6g。

制法：将以上四物放入茶壶，开水冲泡，滗去头道水，再加开水泡5~8分钟即可。

功用：益气润肺，固表和中。

第九章　药膳养生简介 ▷▷▷▷

第一节　药粥养生简介

润肺美白粥

【组成】糯米 1000g，百合 20g，银耳 20g，薏苡仁 30g，山药 20g，麦冬 20g，茯苓 30g。

【制法】将百合、山药、麦冬、茯苓、银耳、薏苡仁、糯米放入沸水中煮开后，用小火慢炖 1 小时左右即可。

【功用】养阴润肺。

【适应证】肺阴不足证。咳嗽咳痰，痰少难咯，声音嘶哑，咽干口燥，皮肤干燥，大便干结，面部痤疮，潮热盗汗。

【现代应用】围绝经期综合征、痤疮、慢性呼吸道疾病、便秘、干燥综合征等。

健脾益气粥

【组成】糯米 100g，小米 50g，龙眼肉 15g，莲子（去心）15g，薏苡仁 30g，茯苓 10g，山药 10g，大枣 15 枚。

【制法】将上述食材加水煮 4 小时即可。

【功用】健脾祛湿，补气安神。

【适应证】气虚证。须发早白，面色萎黄，面部色斑，少寐多梦，健忘失眠，神疲乏力，头晕气短，气虚感冒等。

【现代应用】反复呼吸道感染、贫血、营养不良、失眠、心悸、黄褐斑。

降脂美颜粥

【组成】小米 50g，荷叶 15g，茯苓 15g，赤小豆 20g，薏苡仁 15g，山药 15g，莲子 15g。

【制法】将荷叶煮水半小时，去荷叶留汁备用，荷叶汁中倒入剩余食材、药材，大火煮开后，转小火煮 2 小时即可。

【功用】健脾渗湿，利水消肿。

【适应证】体型肥胖，倦怠嗜卧，神疲乏力，四肢浮肿，面色晦黯，口中黏腻，情绪低落。

【现代应用】肥胖症、水肿等。

小米养胃粥

【组成】小米 50g，薏苡仁 15g，莲子 30g，山药 15g，扁豆 30g。

【制法】以上食材，可煮粥，也可制成熟粉用开水调服。

【功用】养胃健脾，渗湿止泻。

【适应证】脘腹痞满，大便泄泻，面色萎黄，面部色斑，少寐多梦，健忘失眠，神疲乏力，头晕气短等。

【现代应用】营养不良、神经衰弱、肥胖症等。

甜梦安神粥

【组成】小米 100g，大枣 10 枚，莲子（去心）10g，桂圆肉 30g，冰糖适量。

【制法】以上食材熬粥煮熟烂即可。

【制法】补心养血，安神定志。

【适应证】心悸健忘，少寐多梦，早醒易惊，神疲食少，头晕目眩，四肢倦怠，腹胀便溏，面色少华等。

【现代应用】贫血、营养不良、失眠症等。

养血补气粥

【组成】小米 100g，小麦 100g，大枣 10 枚，桂圆 7 个去核。

【制法】以上食材熬粥即可。

【功用】补血益气，养心安神

【适应证】面色少华，头晕目眩，四肢倦怠，心悸健忘，少寐多梦，早醒易惊，神疲乏力，食少腹胀，大便溏泻等。

【现代应用】营养不良，神经衰弱，失眠症、围绝经期综合征等。

第二节 药酒养生简介

长春酒

【组成】枸杞 30g，龟板 20g，西洋参 10g，蜂蜜 300g，白酒 1000g。

【制法】上述各药入酒瓶中，加入白酒，密封后浸泡 1 个月即可。

【功用】益气滋阴，补益肝肾。

【适应证】肝肾阴虚证。腰膝酸软，目涩昏花，耳鸣健忘，胁肋疼痛，五心烦热，颧红盗汗，口干咽燥，失眠多梦，男子遗精，女子经少，崩中漏下。

【现代应用】慢性疲劳综合征、失眠症、老年性痴呆、高血压病、冠心病、心肌梗死、脑血栓形成、癌症等。

回春酒

【组成】鹿茸片 10g，红参 20g，巴戟天 15g，韭菜子 20g，枸杞 30g，冰糖 200g，白酒 2000g。

【制法】上述各药入酒瓶中，加入白酒后，密封浸泡半个月即可。

【功用】益精壮阳，补肾强腰。

【适应证】肾阳不足证。神疲倦怠，头晕耳聋，宫冷不孕，羸瘦畏寒，腰脊冷痛，筋骨痿软，崩漏带下，阴疽不敛，阳痿早泄。

【现代应用】慢性疲劳综合征、慢性肾炎、慢性肾功能衰竭、慢性肠炎、肾上腺皮质功能减退、心源性水肿、性功能障碍、前列腺增生症等。

开胃酒

【组成】山楂 100g，干姜 50g，陈皮 20g，鸡内金 10g，枳壳 10g，白豆蔻 20g，冰糖 100g，白酒 1000g。

【制法】上述各物入酒瓶中，倒入白酒密封后，浸泡半个月即可。

【功用】温胃健脾，消食导滞。

【适应证】脾失健运证。湿阻中焦，面色萎黄，形体消瘦，神疲乏力，食少纳呆，肠鸣腹胀，大便溏泻，肢体浮肿。

【现代应用】慢性胃炎、消化性溃疡、功能性消化不良等。

养心酒

【组成】五味子 20g，桂圆肉 50g，制首乌 15g，大枣 20 枚，枸杞 50g，柏子仁 10g，冰糖 200g，白酒 2000g。

【制法】上述各药入酒瓶中，倒入白酒密封后，浸泡 1 个月即可。

【功用】补血养心，健脾安神。

【适应证】心脾气血两虚证。心悸怔忡，失眠多梦，思虑过度，面色无华，食欲不振，腹胀便溏，眩晕健忘，神疲乏力，月经量少，淋沥不尽。

【现代应用】慢性疲劳综合征、失眠症、高脂血症、动脉粥样硬化、贫血、慢性肝炎等。

乌须酒

【组成】何首乌 100g，生地 30g，熟地 30g，麦冬 20g，女贞子 30g，枸杞 50g，黑豆 100g，桑椹 30g，冰糖 100g，白酒 3000g。

【制法】上述各药入酒瓶中，加入白酒浸泡 1 个月后即可。

【功用】补益肝肾，乌须黑发。

【适应证】肝肾阴虚证。头晕目眩，健忘耳鸣，失眠多梦，咽干口燥，腰膝酸软，胁肋作痛，五心烦热，颧红盗汗，须发早白，男子遗精，月经量少，闭经不行。

【现代应用】脱发、白发、慢性肝炎、慢性肾炎、尿毒症、白血病、高血压病等。

长寿酒

【组成】西洋参 20g，白术 20g，茯苓 50g，川芎 10g，当归 20g，熟地 30g，白芍 30g，枸杞 50g，白酒 2000g，冰糖适量。

【制法】上述各药入酒瓶中，加入白酒，自密封后浸泡半个月即可。

【功用】益气健脾，补血养心。

【适应证】心脾气血两虚证。心悸怔忡，失眠多梦，头晕健忘，食欲不振，腹胀便溏，倦怠无力，面色萎黄，皮下出血，女子经少，淋漓不尽，舌质淡嫩。

【现代应用】慢性疲劳综合征、冠心病、慢性胃炎、消化性溃疡等。

明目酒

【组成】特级天麻 100g，上等菊花 100g，枸杞 50g，石决明 50g，冰糖 200g，白酒 2000g。

【制法】天麻捣碎，与上述各药一同入酒瓶中，加入白酒浸泡 1 个月即可。

【功用】平肝潜阳，养阴明目。

【适应证】血虚肝风内动证。头痛眩晕，目赤翳障，视物昏花。

【现代应用】血管性神经性头痛、脑震荡后遗症、高血压病、冠心病等。

舒筋酒

【组成】桂枝 50g，羌活 30g，独活 30g，木瓜 200g，桑枝 30g，牛膝 30g，伸筋草 20g，透骨草 20g，冰糖 200g，白酒 2000g。

【制法】上述各药入酒瓶中，倒入白酒密封后，浸泡半个月即可。

【功用】舒筋活络，祛风止痛。

【适应证】风寒湿痹证。肢体疼痛，手足厥冷，胸痹心悸，小便不利，头痛无汗，风水浮肿，经闭痛经，癥瘕结块，疮疡肿毒。

【现代应用】骨关节炎、骨质增生、风湿性关节炎、类风湿性关节炎、强直性脊柱炎、腓肠肌痉挛、白癜风、慢性肾炎、肾病综合征等。

固肾酒

【组成】肉苁蓉 50g，制首乌 50g，玄参 30g，当归 30g，蜂蜜 200g，白酒 1000g。

【制法】上述各药入酒瓶中，倒入白酒中浸泡半个月即可。

【功用】补肾填精，润肠通便。

【适应证】脾肾两虚证。肛门重坠，直肠滑脱，头晕耳鸣，神疲困倦，动则气促，腰膝酸软，大便秘结，夜尿频多。

【现代应用】习惯性便秘、产后便秘、前列腺增生症等。

第三节 药茶养生简介

金梅生津茶

【组成】金银花 5g，乌梅 2 个，冰糖 20g，绿茶 2g。

【制法】上述各药入杯中，冲入开水浸泡 10 分钟即可。

【功用】生津止渴，止咳止泻。

【适应证】津液不足证。干咳少痰，口渴鼻干，虚热烦渴，久咳久泻，蛔厥腹痛。

【现代应用】慢性咽炎、风热感冒、慢性咳嗽、蛔虫病等。

健脾安神茶

【组成】银耳 5g，麦冬 5g，枸杞 10g，大枣 2 个，莲子 6 个，桂圆肉 10g，黄芪 10g，百合 5g，冰糖、绿茶适量。

【制法】上述各物入杯中，冲入开水加盖浸泡半小时即可。

【功用】补气健脾，养阴安神。

【适应证】脾胃亏虚，气阴不足证。神疲乏力，食少纳呆，少寐多梦，早醒易惊，口干咽痛，汗出气短，干咳无痰，头晕目眩，午后潮热，心悸怔忡，手足心热，尿少便结。

【现代应用】失眠症、慢性疲劳综合征、冠心病等。

酸果消食茶

【组成】山楂 10g，甘草 2g，绿茶 2g。

【制法】上述各物入杯中，冲入开水泡半小时即可。

【功用】消食和胃。

【适应证】脾失健运证。脘腹胀痛，肉食难消，嗳气吞酸，腹痛便溏。

【现代应用】功能性消化不良、高脂血症、冠心病、高血压病等。

利喉清咽茶

【组成】桔梗 5g，胖大海 2 个，玄参 5g，麦冬 10g，甘草 2g。

【制法】上述各物入杯中，冲入开水泡 10 分钟即可。

【功用】清热利咽，消肿止痛。

【适应证】阴虚燥热证。咽喉干痛，声音嘶哑，干咳无痰，头痛目赤，胸满胁痛，热结便秘。

【现代应用】急慢性咽炎、喉炎、上呼吸道感染等。

醒酒复神茶

【组成】乌梅 2 个，山楂 10g，麦冬 10g，红糖 20g，绿茶 2g。

【制法】上述各物入杯中，冲入开水浸泡半小时即可。

【功用】生津醒酒，消食导滞。

【适应证】酒食积滞。脘腹胀满，腹胀嗳气，口干口臭，大便秘结。

【现代应用】醉酒呕吐、便秘等。

降压护肝茶

【组成】石决明 10g，菊花 5g，莲子心 1g，绿茶 2g，冰糖适量。

【制法】上述各物入杯中，充入开水浸泡半小时即可。

【功用】平肝潜阳，清热降火。

【适应证】肝阳上亢证。眩晕耳鸣，头目胀痛，面红目赤，头重足轻，急躁易怒。

【现代应用】高血压病、脑出血、脑血栓形成、血管神经性头痛等。

养肺润肠茶

【组成】松子仁 10g，核桃仁 10g，蜂蜜 2g。

【制法】上述各物入杯中，充入开水搅匀即可。

【功用】养肺润肠，滋阴通便。

【适应证】肺阴不足，阴虚肠燥证。大便秘结，肺热咳嗽，口干咽燥。

【现代应用】慢性咽炎、习惯性便秘等。

暖胃祛寒茶

【组成】生姜 3 片，葱根 4 支，红糖适量，红茶 2g。

【制法】将生姜与葱根加红糖及水煮 5 分钟后，去渣留汁，将汁倒入红茶中，浸泡 3 分钟即可。

【功用】解表发汗，暖胃祛寒。

【适应证】外感风寒表实证。鼻塞流涕，头身疼痛，无汗恶寒，胃寒呕吐。

【现代应用】感冒、晕车晕船等。

养颜增白茶

【组成】香醋 1 匙，柠檬 1 片，绿茶 2g，冰糖适量。

【制法】柠檬切丝，加香醋、绿茶及冰糖后，放入杯中，倒入热开水，浸泡 10 分钟即可。

【功用】活血通经，养颜增白。

【适应证】气滞血瘀证。行经腹痛，经血量少，行而不畅，紫暗有块，乳房胀痛，胸闷不舒，舌质紫暗，舌有瘀点，面色晦暗，面部色斑。

【现代应用】痛经、经前期综合征、黄褐斑等。

养血乌须茶

【组成】黑芝麻 30g，枸杞 10g，蜂蜜 1 匙，茉莉花茶 2g。

【制法】将芝麻、枸杞及茉莉花茶放入杯中，加入蜂蜜后，用开水冲泡 10 分钟即可。

【功用】乌须生发，养血通便。

【适应证】肝肾亏虚，气血不足证。须发早白，神疲肢倦，心悸失眠，头晕目眩，面色苍白，爪甲无华，形体消瘦，腰膝酸软，大便秘结，妇女经少。

【现代应用】脱发、白发、贫血、失眠症等。

养血安胎茶

【组成】糯米 20g，黄芩 2g，砂仁 3g，生地 10g，绿茶少许，蜂蜜 1 匙。

【制法】将糯米入锅中炒黄后与黄芩、砂仁、生地一同加入少许水煮 20 分钟，去渣留汁，放入绿茶及蜂蜜即可。

【功用】益气健脾，养血安胎。

【适应证】气虚不足证。胎动不安，妊娠恶阻，发热烦渴，面色无华，脘痞不饥，倦怠乏力。

【现代应用】先兆流产、习惯性流产等。

疏肝解郁茶

【组成】大枣 10 个，小麦 30g，白芍 10g，柴胡 10g，甘草 5g，茉莉花茶少许。

【制法】将大枣、小麦、白芍、柴胡及甘草加水煮 30 分钟后，去渣留汁，将汁倒入茉莉花茶中浸泡 3 分钟即可。

【功用】疏肝解郁，柔肝缓急。

【适应证】肝郁气滞证。急躁易怒，心烦不眠，郁郁微烦，两胁作痛，痛经量少，乳房胀痛，汗多烦热。

【现代应用】经前期综合征、围绝经期综合征等。

祛瘀止痛茶

【组成】玫瑰花（干）15g，红花 10g，丹参 20g，红茶及红糖适量。

【制法】将玫瑰花、红花及丹参加水煮 30 分钟后去渣取汁，将汁倒入红糖及红茶杯中，浸泡 3 分钟即可。

【功用】活血祛瘀，通经止痛。

【适应证】瘀血阻滞证。倦怠嗜睡，头痛眩晕，面晦有斑，唇甲紫暗，小腹冷痛，漏下不止，血色紫黯。

【现代应用】黄褐斑、痛经、子宫肌瘤、乳腺小叶增生症、输卵管阻塞性不孕、闭经等。

润肤驻颜茶

【组成】花生 20g，核桃仁 20g，爆米花 5g，蜂蜜及茉莉花茶少许。

【制法】花生用开水冲泡后去皮，核桃仁切薄片与米花、蜂蜜、茉莉花一同入杯中，用开水冲泡 10 分钟即可饮用。

【功用】养血生血，润肤驻颜。

【适应证】营血虚滞证。头晕目眩，面色无华，面部黯斑，月经不调，月经量少，经闭不行，脐腹作痛，大便秘结。

【现代应用】月经不调、贫血、黄褐斑、习惯性便秘等。

滋阴生津茶

【组成】甜橙 1 个，胡萝卜 1 只，牛奶 1000g，绿茶 2g。

【制法】将牛奶入锅加茶煮开后去茶叶，加入甜橙（挤水）汁及胡萝卜（挤水）汁即可。

【功用】滋阴生津，润肤驻颜。

【适应证】阴虚津亏证。面部色斑，五心烦热，午后潮热，阴虚盗汗，颧红消瘦，口渴喜饮，咽干舌燥，大便干结，小便短赤。

【现代应用】黄褐斑、皮肤粗糙、夜盲症、干眼症等。

丰胸催乳茶

【组成】牛奶 1000g，花生 50g，通草 10g，蜂蜜及茉莉花茶适量。

【制法】将牛奶倒入锅中，再放入花生泥（花生捣细）及通草，煮 20 分钟后，去通草加蜂蜜及茉莉花茶，浸泡 3 分钟即可。

【功用】丰乳催奶，补益气血。

【适应证】气血两虚证。产后乳少，乳汁清稀，面色萎黄，心悸头晕，神疲乏力，食少腹胀，大便溏薄。

【现代应用】产后缺乳、贫血、营养不良等。

第四节　药菜养生简介

金钩白菜

【组成】白菜心 250g，虾仁 50g，淀粉、盐、肉汤少许。

【制法】洗净新鲜虾仁，去头、去虾线，或用水发虾仁；白菜心洗净，切成长 10 厘米、宽 2 厘米的长条，在开水中焯一下，滤干水分，整齐码在盘中；炒锅内加入肉汤，倒进水淀粉，加盐、虾仁，小火烧 5 分钟，均匀淋在白菜上即可。

【功用】清热除烦，通便利尿。

【适应证】肺胃有热证。发热烦躁，大便秘结，小便不利。

【现代应用】上呼吸道感染、便秘、尿路感染、围绝经期综合征、佝偻病、骨质疏松等。

碧丝菠菜

【组成】菠菜 300g，粉丝 100g，红油、芥末、酱油、香醋、蒜泥、盐适量。

【制法】菠菜去老根洗净在开水中焯一下，捞出入凉水中，再捞出，挤去水分，切成 4 厘米长的段，整齐放入盘中；粉丝水发后入开水中略煮，捞出过凉水，放在菠菜上；放入红油、酱油、蒜泥、香醋、盐、芥末扮好后，拌匀即可。

【功用】通窍开胃，养阴补血。

【适应证】胃热阴虚证。食少纳差，鼻塞不适，口渴咽干，肌肤甲错，倦怠乏力，烦躁易怒，大便不通。

【现代应用】鼻炎、贫血、痛风、维生素缺乏症、各类皮肤病、高血压病等。

碧波煎蛋

【组成】菠菜 200g，面粉 150g，鸡蛋 1 个，植物油、盐、鸡精、香油适量。

【制法】菠菜放入有盐的开水中焯烫，切段，放入料理机中加适量水榨汁；榨好的汁中打入鸡蛋，加入适量的面粉、清水、盐、鸡精、香油搅拌均匀，稀面糊调到以勺子舀起能快速落下的黏稠度；锅内放入少量植物油，油热后，舀面糊，放入锅内，摊薄薄一层即可，见煎饼凝固，表面变色，翻面稍微煎熟即可。

【功用】滋阴平肝，清热通便。

【适应证】肝热阴伤证。烦躁易怒，头目眩晕，口渴咽干，大便不通，小便短赤，肌肤甲错。

【现代应用】围绝经期综合征、痛风、维生素缺乏症、各类皮肤病、贫血、高血压病、口角炎、口腔溃疡等。

香柠沙拉

【组成】包心菜 300g，紫甘蓝 10g，柠檬 1 个，白醋 1 勺，芝麻油、盐、胡椒粉适量。

【制法】根据个人口味将白醋、芝麻油、盐放入碗中，加入黑胡椒粉，调成凉拌汁备用；包心菜洗净切细丝，紫甘蓝洗净切细丝放入盘中，淋上凉拌汁；柠檬切开，将柠檬汁挤在菜丝上，吃时拌匀即可。

【功用】健脾开胃，清热消食。

【适应证】脾胃蕴热证。不思饮食，妊娠恶阻，口渴咽干，大便不通。

【现代应用】慢性胃炎、消化性溃疡、癌症、妊娠呕吐、肝硬化、胆石症、肥胖症等。

翡翠芙蓉

【组成】空心菜 200g，鸡蛋 1 个、盐、鸡精、色拉油少许。

【制法】将空心菜叶洗净，沥干水分；将一只鸡蛋打入碗内打散；将汤锅放上适量的清水，并放入适量的色拉油、盐；待水烧开后，放入空心菜叶，菜叶变深绿色时放入鸡蛋液，并加入适量鸡精即可。

【功用】清热解毒，利胆通便。

【适应证】肝胆湿热证。胸胁胀痛，烦渴易怒，口舌生疮，大便不通，小便不利。

【现代应用】胆囊炎、习惯性便秘、消化道肿瘤、丹毒、消化不良等。

凉拌翠菊

【组成】茼蒿菜 100g，黄瓜 1 根，紫甘蓝 10g，番茄 1 个，蒜泥、柠檬汁、白糖、盐、鸡精、醋、香油适量。

【制法】将茼蒿摘洗干净，控净水，放入盐腌 10 分钟后挤去多余的水分；黄瓜去皮，紫甘蓝切成细丝，番茄切成小块；将柠檬汁滴入茼蒿中，加入黄瓜丝、紫甘蓝丝、番茄块拌均匀；将蒜切茸，加入盐、白糖、鸡精、醋、香油做成调味汁倒入茼蒿菜中，拌匀即可。

【功用】芳香化湿，清胆和胃。

【适应证】湿热内蕴，胆胃不和证。恶心欲呕，纳差食少，胸闷嗳气，头痛易怒，心烦少寐，便秘口臭。

【现代应用】高血压病、习惯性便秘、厌食症、围绝经期综合征、神经衰弱等。

清心米汤

【组成】苦菜心 500g，米汤 1000g，猪油、盐少许。

【制法】苦菜洗净去筋，倒入少量热油中煸炒片刻；在菜中加入米汤、猪油、盐煮透起锅即可。

【功用】清热利尿，凉血解毒。

【适应证】热毒蕴结证。发热咽痛，皮肤疮痈，暴发火眼，腮腺疼痛，小便短赤，便秘口臭，阴部疮肿。

【现代应用】痤疮、咽喉炎、结膜炎、乳腺炎、腮腺炎、传染性肝炎、胆囊炎、口腔炎、急慢性盆腔炎等。

凉拌鱼腥草

【组成】鱼腥草根 150g，盐、姜末、蒜泥、葱花、生抽、醋、香油、花椒油、辣椒油适量。

【制法】选取鲜嫩鱼腥草根，用清水洗净，冷水浸泡 10 分钟，捞出控干水分备用；将鲜嫩鱼腥草放到盆里，按个人喜好放入盐、姜末、蒜泥、生抽、醋、香油、花椒油、辣椒油拌匀，撒上葱花，即可食用。

【功用】清热解毒，排脓消痈。

【适应证】痰热内蕴证。咳嗽咽痛，痰多腥臭，小便短赤，皮肤疮疡。

【现代应用】上呼吸道感染、急慢性支气管炎、肺脓肿、尿路感染、痤疮等。

韭菜炒鸡蛋

【组成】韭菜 200g，鸡蛋 2 个，食用油、盐适量。

【制法】将韭菜去老叶，洗净，切成一寸长；鸡蛋在碗里打散，加适量盐；炒锅上火，放入底油，烧热放入鸡蛋，快炒成小块；加入韭菜翻炒，略加盐即可装盘。

【功用】补肾壮阳，温中通便。

【适应证】肾阳亏虚证。阳痿早泄，腰膝酸软，遗精遗尿，白带过多，噎膈反胃，大便艰涩，腹中冷痛。

【现代应用】阳痿、早泄、阴道炎、盆腔炎性疾病、月经过多、小儿遗尿症、痔疮、脱肛、子宫垂脱、习惯性便秘、过敏性皮炎、妊娠呕吐等。

黄芽豆腐皮

【组成】黄芽韭菜 100g，干豆腐皮 200g，食用油、盐少许。

【制法】干豆腐皮用清水发开，切成三角形的块，在开水里焯；黄芽韭菜切成 3 厘米的段备用；锅放油烧热，豆腐皮、黄牙韭菜同炒，加盐即可。

【功用】温肾暖脾，消食和胃。

【适应证】脾肾阳虚证。腰膝酸软，阳痿早泄，食少纳差，腹中冷痛。

【现代应用】阳痿、早泄、习惯性便秘、阴道炎、盆腔炎性疾病、小儿遗尿症、慢性胃炎、功能性消化不良等。

番茄炒豆腐

【组成】豆腐 300g，番茄 1 个，葱、姜、淀粉、酱油、白糖、食用油适量。

【制法】将豆腐切成厚 1 厘米、边长 3 厘米的等边三角形状，放入热油中，炸至金黄取出；番茄去皮剁成茸，葱、姜切细丝状；将豆腐放在锅中，加番茄茸、葱丝、姜丝、酱油、白糖少许，加汤烩 3 分钟，勾上水淀粉即可。

【功用】滋阴润燥，清热生津，美容润肤。

【适应证】阴虚有热证。口干舌燥，五心烦热，大便干结，咽痛喉痛，口舌生疮，粉刺痤疮，面部色斑。

【现代应用】围绝经期综合征、高脂血症、高血压病、动脉粥样硬化、冠心病、痤疮、黄褐斑、上呼吸道感染、癌症、骨质疏松等。

除烦果蔬汁

【组成】西红柿 1 个，芹菜杆 100g，蜂蜜，矿泉水适量。

【制法】将适量芹菜切块放入开水焯一下，加适量矿泉水放入料理机搅成泥状，过滤菜渣后加入蜂蜜倒入杯中；番茄切小块，加适量矿泉水放入料理机搅成泥状，用小勺轻轻浇在芹菜汁上面，制造出两层的效果即可。

【功用】清热除烦，疏肝行气。

【适应证】肝郁化火证。烦躁不安，头痛失眠，咳嗽咯痰，肌肉痉挛，大便秘结。

【现代应用】高血压病、高脂血症、神经衰弱、动脉粥样硬化、冠心病、甲状腺肿瘤、慢性支气管炎、痛风、月经不调等。

番茄滑蛋汤

【组成】西红柿100g，鸡蛋2个，猪油、盐、胡椒粉、葱末、食用油少许。

【制法】鸡蛋打入碗中加盐搅匀，倒入热油中煎炒，并捣成小块状，加适量清水煮开；西红柿去皮，剁成茸，倒进蛋汤中，加猪油、盐、胡椒粉、葱末即可。

【功用】清热平肝，健胃消食。

【适应证】肝胃有热证。发热烦躁，食欲不振，头晕心悸，月经先期。

【现代应用】高血压病、高脂血症、牙周炎、牙龈炎、贫血、消化性溃疡、月经过多、慢性肝炎、脱发、白发、贫血、夜盲症、近视等。

香椿鸡蛋汤

【组成】香椿100g，西红柿2个，鸡蛋1个，盐、油、葱末少许。

【制法】炒锅放油，将鸡蛋与香椿（切茸）拌匀入锅中煎熟，捣成小块，加开水适量；番茄去皮切片入汤中，加盐、油、葱末煮沸即可。

【功用】开胃健脾，养血调经。

【适应证】肝郁胃热证。食欲不振，头痛目赤，咳嗽咯痰，疮疡肿毒，烦躁不安，月经先期，白带过多。

【现代应用】慢性胃炎、慢性溃疡性结肠炎、痔疮、月经不调、痛经、阴道炎、盆腔炎性疾病、牙周炎、牙龈炎等。

萝卜消食丸

【组成】白萝卜250g，鸡蛋1个，面粉200g，椒盐粉、葱、姜、油、盐少许。

【制法】白萝卜切成细丝，用刀剁碎，加入盐、姜、葱末等，再加入鸡蛋、面粉搅拌均匀；炒锅加油烧热，将萝卜糊挤成丸子下锅，炸至金黄出锅，撒上椒盐即可。

【功用】消食化痰，和中补虚。

【适应证】脾虚食积证。纳差食少，恶心呕吐，胸膈痞满，腹胀胁痛，二便不畅。

【现代应用】功能性消化不良、慢性胃炎、慢性溃疡性结肠炎、慢性痢疾、习惯性便秘、口腔溃疡、咽喉炎、扁桃体炎、肥胖症等。

五花萝卜饺

【组成】面粉300g，五花猪肉200g，白萝卜500g，小磨芝麻油、盐、适量。

【制法】白萝卜去皮切细丝，剁成细茸，加少许盐腌片刻，挤去水放入五花肉中，放盐与小磨芝麻油等拌匀成馅；面粉加水和成团，揪成剂子，擀成皮，放上适量馅，包成饺子状，上屉蒸20分钟即可。

【功用】和中补虚，行气通滞。

【适应证】痰湿中阻证。眩晕头痛，食少呕吐，咳喘咽干，胸闷腹胀，胁痛烦躁。

【现代应用】功能性消化不良、慢性胃炎、慢性溃疡性结肠炎、口腔溃疡、咽喉炎、扁桃体炎、肥胖症等。

散结养血汤

【组成】胡萝卜100g，紫菜50g，盐、肉汤适量。

【制法】紫菜用凉水发开，洗净沙粒；胡萝卜切丝，在开水中焯一下捞出；肉汤烧开，放入胡萝卜丝、紫菜煮沸，加盐即可。

【功用】养血补肝，行气散结。

【适应证】肝血不足证。眼睛干涩，视物不清，须发早白，皮肤干燥，烦躁不安。

【现代应用】夜盲症、干眼病、白发、脱发、地方性甲状腺肿、高血压病、高脂血症、心脏病、中风、癌症、感冒等。

清暑凉三丝

【组成】胡萝卜1根，莴笋1根，茭白2根，醋、酱油、白糖、辣椒油、盐、大蒜少许。

【制法】茭白去皮切成细丝，上屉蒸10分钟后取出；莴笋、胡萝卜去皮切细丝，撒上盐浸2分钟后去水，加入茭白丝、醋、酱酒、白糖、辣椒油、大蒜末适量即可。

【功用】解暑开胃，清热利尿。

【适应证】暑热夹湿证。烦躁口渴，小便不利，失眠少寐，产后乳少，醉酒神昏。

【现代应用】中暑、慢性肾炎、肾病综合征、神经衰弱、心律不齐、高血压病、糖尿病、肥胖症、产后乳少、酒精中毒等。

酱爆茄子煲

【组成】茄子300g，豆瓣酱、白糖、葱、姜、蒜末、淀粉、酱油少许。

【制法】将茄子切成食指大小样条状；炒锅加油至热，放入茄条炸熟捞出；炒锅放入少许油，加入豆瓣酱、葱、姜、蒜末炒出香味，倒入炸茄条；加酱油、白糖少许，水淀粉勾芡即可装盘。

【功用】清热凉血，活血散瘀。

【适应证】血分有热证。发热口渴，便血尿血，口舌生疮，皮肤紫癜，痈疮肿毒。

【现代应用】高血压病、动脉粥样硬化、痔疮、牙龈炎、乳腺小叶增生症、皮肤溃疡等。

凉拌茄笼椒

【组成】茄子4个，灯笼椒10个，炒花生米50g，蒜泥、酱油、白糖、醋、香油少许。

【制法】灯笼椒与茄子一同在小火上烧至焦黑，入清水中去皮，用手撕成细条状，装入盘中；放上炒花生米、蒜泥、白糖、醋、酱油、香油拌匀即可。

【功用】温中散寒，祛风除湿。

【适应证】脾胃虚寒证。胃中冷痛，食少纳差，风湿痹痛，风寒感冒。

【现代应用】功能性消化不良、骨关节炎、感冒、维生素 K 缺乏、动脉粥样硬化、高脂血症、糖尿病、肥胖症等。

青椒苦瓜片

【组成】苦瓜 300g，青辣椒 50g，豆豉 50g，盐少许。

【制法】苦瓜剖开去籽，切成很薄片备用；青椒去籽，切片备用；炒锅上火加油，油热后放入豆豉炒香，加进青椒片爆炒，再放入苦瓜片，盐少许，翻炒数次即可。

【功用】清心泻火，明目解毒。

【适应证】心经火热证。烦躁目赤，咽喉肿痛，口舌生疮，口臭牙痛，小便短赤，白带黄臭。

【现代应用】结膜炎、咽炎、牙周炎、牙龈炎、阴道炎、尿路感染、上呼吸道感染、痤疮等。

开胃炝黄瓜

【组成】黄瓜 500g，干辣椒 50g，蜀椒、白糖、盐、酸醋、酱油少许。

【制法】黄瓜洗净，带皮切成长约 5 厘米如手指粗细的长条，撒上盐浸 2 分钟后去瓜水，加入酸醋、酱油、白糖拌均匀装盘中；炒锅加少许油，烧热后放干辣椒、蜀椒，炸香后淋在黄瓜条上即可。

【功用】清热生津，开胃除湿。

【适应证】热病烦渴证。烦躁口渴，纳差不食，小便不利。

【现代应用】糖尿病、肥胖症、高血压病、慢性肝炎、烫伤、癌症等。

豌豆滑蛋汤

【组成】青豌豆米 100g，鸡蛋 1 个，盐、肉汤适量。

【制法】汤锅中加入肉汤烧开，入青豌豆米煮 10 分钟，将鸡蛋打入小碗，用筷子搅匀，冲入开水再调匀后放入汤中反复搅匀，煮 1 分钟后放盐即可。

【功用】利湿止泻。

【适应证】湿浊内盛证。小便不利，呕吐泄泻，乳汁不通。

【现代应用】慢性腹泻、产后乳少、脱肛、子宫脱垂等。

五谷丰收汤

【组成】南瓜 500g，土豆 200g，玉米棒子 300g，肉汤、盐少许。

【制法】土豆、南瓜、玉米棒子洗净，切块，肉汤煮开，放入土豆块和盐，待土豆煮熟，放入南瓜，煮 10 分钟即可。

【功用】补气利水。

【适应证】脾胃虚弱证。纳差食少，浮肿便秘，小便不利，哮喘久咳，气短乏力。

【现代应用】慢性胃炎、消化性溃疡、肥胖症、习惯性便秘、糖尿病、前列腺增生症、动脉粥样硬化、营养不良、肋间神经痛、下肢溃疡、烫灼伤等。

油煎土豆丝

【组成】土豆 500g，淀粉 10g，鸡蛋 1 个，盐少许，花椒粉适量。

【制法】土豆去皮切细丝，打入鸡蛋，加淀粉、花椒粉、盐适量搅拌均匀；锅中油热后用小勺将拌好的土豆丝放入油中，用锅铲压平，两面煎炸至金黄即可。

【功用】健脾益气，和胃通便。

【适应证】脾胃虚弱证。食少纳差，大便秘结，嘈杂吞酸，倦怠乏力，两目黯黑，面部色斑。

【现代应用】慢性胃炎、消化性溃疡、厌食症、黄褐斑、痤疮、湿疹、营养不良等。

丝瓜海带汤

【组成】丝瓜 300g，火腿肠 1 根，海带 100g，盐、胡椒、肉汤适量。

【制法】丝瓜去皮切丝，海带水发后切丝，火腿肠切丝备用；肉汤烧开，放入以上三种丝煮软，加入盐、胡椒粉即可。

【功用】祛风除湿，清热凉血。

【适应证】风湿内蕴证。肢体痹痛，痰多久咳，痔疮下血。

【现代应用】风湿性关节炎、骨关节炎、慢性支气管炎、痔疮、高脂血症、高血压病、上呼吸道感染等。

三七排骨汤

【组成】三七根 20g，排骨 200g，鸡肉 300g，红枣 10 枚，生姜，盐少许。

【制法】三七根切成小段，排骨、鸡肉切成小块；锅中水烧开，放入排骨和鸡肉，大火煮 10 分钟，去除汤上浮沫；放入三七根、红枣、生姜，小火炖至排骨软烂，放入盐即可。

【功用】清热凉血，理气止痛，活血消肿。

【适应证】瘀热互结证。发热咽痛，疮疡肿痛，衄血便血，跌扑瘀肿，崩漏，咯血，吐血，外伤出血，胸腹刺痛。

【现代应用】喉炎、外伤、骨折、月经不调、功能失调性子宫出血、冠心病、心绞痛等。

枸杞猪肝汤

【组成】猪肝 500g，枸杞子 20g，盐适量。

【制法】猪肝切片；锅中水烧开，将猪肝片与枸杞子放入锅中，中火煮 30 分钟，加入盐即可。

【功用】滋阴补血，养肝明目。

【适应证】肝肾阴虚证。头晕乏力，面色萎黄，视物不清，眼干夜盲，皮肤干燥。

【现代应用】缺铁性贫血、夜盲症、眼干燥症、白内障、维生素缺乏症、肝炎、癌症放化疗后等。

银耳炒香菇

【组成】银耳 20g，鲜香菇 250g，葱、盐、料酒、姜、小粉、芝麻油、食用油适量。

【制法】银耳发好去蒂，撕成片；鲜香菇洗净切薄片；葱姜洗净切片切段；炒锅大火烧热，倒入食用油烧到六成热，下葱姜爆香后，即下香菇、银耳、料酒炒熟，加盐、小粉勾芡，淋芝麻油后即可食用。

【功用】滋阴润肺，止咳平喘，润肠通便。

【适应证】肺阴虚证。咳嗽乏力，痰中带血，口渴少津，肥胖气短，大便秘结。

【现代应用】肺结核、高脂血症、高血压病、糖尿病、肝炎、雀斑、黄褐斑、习惯性便秘、肿瘤等。

香脆荸荠片

【组成】荸荠 150g，大蒜 3 瓣，干红辣椒 2 个，盐、白糖、醋、麻油、食用油适量。

【制法】荸荠洗净去皮，切薄片，泡入淡盐水 10 分钟后捞出沥干，撒上盐腌 15 分钟，滤水，整齐放盘内；白糖与醋混合，待白糖溶化，倒在荸荠片上；大蒜剥皮洗净，剁细末，撒在荸荠片上；干红辣椒撒剁细丝，撒在荸荠片上；热锅内加食用油，待油热，迅速将热油浇在荸荠片上，用碗盖住，20 分钟后加麻油拌匀即可。

【功用】清热化痰，生津利水。

【适应证】肺热咳喘证。咳嗽发热，痰黄难咯，口渴咽干，目赤肿痛，咽喉疼痛，大便不通，小便不利。

【现代应用】上呼吸道感染、口腔炎、高血压病、麻疹、硅沉着病、痔疮等。

天麻安神汤

【组成】猪脑 200g，天麻 10g，料酒 5g，盐、大葱、姜、花椒、胡椒粉适量。

【制法】轻轻撕去猪脑表面筋膜放于锅中，倒入适量清水、料酒、盐同煮；煮开后 5 分钟左右起沫，捞出猪脑倒掉锅中汤料；将半熟的猪脑放入另一盛有清水的砂锅中，再放入天麻片、姜片、花椒、大葱段，煮开后换小火煮 20 分钟左右，再放一点盐、胡椒粉即可。

【功用】平肝息风，定惊止痛，益精填髓。

【适应证】肝风内动证。头痛眩晕，小儿惊风，癫痫抽搐，失眠健忘，肢体麻木，皮肤干燥，手足皲裂。

【现代应用】脑血管意外、破伤风、小儿惊厥、神经衰弱、偏头痛、梅尼埃病、营养不良等。

十全大补汤

【组成】乳鸽1只，花旗参6g，大枣5枚，枸杞子5g，姜片、料酒、盐适量。

【制法】乳鸽去头去屁股洗净；锅中放入开水，倒入料酒和姜片，煮开后5分钟左右起沫，捞出乳鸽倒掉锅中汤料；再把半熟的乳鸽、花旗参、大枣、姜片、两勺料酒放入砂锅，加入适量清水，煮开后转小火炖3小时，放盐即可。

【功用】补气养阴，托毒排脓。

【适应证】气阴两虚证。咳喘痰血，虚热烦倦，口燥咽干，失眠烦躁，记忆力衰退，疮疡不愈等。

【现代应用】老年痴呆、冠心病、创口不愈、脑血栓、心肌梗死、冠心病、心律失常、高血压病、脑血栓、糖尿病、营养不良等。

第五节　药糖养生简介

雪梨润肺糖

【组成】雪梨或白鸭梨1000g，川贝母30g，百部50g，前胡30g，款冬花20g，杏仁30g，生甘草10g，制半夏30g，冰糖500g。

【制法】将雪梨或白鸭梨洗净，去皮去核，切碎或用搅拌机打碎，与川贝母、百部、前胡、款冬花、杏仁、生甘草、制半夏一起放入药罐内，加入适量的水，用火煎煮20分钟后，将汁液取出，再加水继续煎煮，连续加水煎煮3次；将3次取出的液汁全部倒入搪瓷锅内（不能使用铁锅），用武火烧开后再改用文火熬煎；当锅内液汁浓缩至浓稠时，加入冰糖粉，并不断搅拌至黏稠状，当用筷子可以挑起并能拉丝时即可停火；趁热将可拉丝的糖汁倒入涂有熟菜油的搪瓷盘内，稍凉后压平，厚度约5毫米，用刀片划切成长宽均为5厘米见方的小块，待凉透时，即为梨膏糖。

【功用】清热润燥，止咳平喘。

【适应证】肺热阴虚证。咳喘咽痒，咯痰不爽，心烦潮热。

【现代应用】急慢性咽炎、慢性支气管炎、哮喘、上呼吸道感染、肺结核等。

玫瑰杏仁糖

【组成】甜杏仁200g，白糖250g，蜂蜜20g，玫瑰花1g。

【制法】甜杏仁放入烤箱烘至皮稍烫手，或用洗净的粗沙炒制；用白糖100g，加清水25g，入锅加热溶化，再加蜂蜜10g搅拌均匀；待糖液温度达到140℃时，即可离火；将烘烫的杏仁倒入锅内，用铲子翻拌，一直翻到糖发沙时，倒在竹匾内，轻轻摇动，使每粒杏仁相互不粘连；将剩余砂糖倒入锅中，加水25g，加热煮沸，再加蜂蜜10g，加热煮至135℃，即用筷子挑糖，能拉成丝时便可；将拌过糖的杏仁再次倒入锅内，用铲子快速翻拌，看到锅边上的糖起沙时，将干玫瑰撒在糖上，继续用铲子翻铲，直到糖全部起沙后，立即倒入竹匾内，摊开冷却后即得成品。

【功用】祛痰止咳，润肠通便。

【适应证】痰热内蕴证。咳喘咽痒，痰多不适，大便秘结。

【现代应用】急慢性咽炎、哮喘、慢性支气管炎、上呼吸道感染、肺结核、习惯性便秘等。

桉叶润喉糖

【组成】砂糖2000g，饴糖700g，复方桉叶油88mL。

【制法】将砂糖和饴糖入锅，溶化后，熬至160～170℃；待糖料冷却到尚能搅拌而又不致使药液蒸发为气体时，将复方桉叶油倒入糖料，搅拌均匀；将糖坯拉成直径2厘米的长条，切成粽子形即为成品。

【功用】清热润肺，理气止咳。

【适应证】肺热内蕴证。咳嗽咽痛，口气热臭，皮疹灼痛。

【现代应用】急慢性咽炎、慢性支气管炎、上呼吸道感染、尿路感染、神经性皮炎等。

通便松子糖

【组成】白糖500g，松子仁250g。

【制法】炒香松子仁；将白砂糖放入锅中，加水少许，用文火煎熬至用锅铲挑起拉丝时，即可停火；趁热加入已炒熟的松子仁调匀；趁热把糖倒入涂过食用油的搪瓷盘中，将糖压平，待稍冷，用刀切成小块即可。

【功用】润肺止咳，润肠通便。

【适应证】肺气虚弱证。久咳久喘，肌肤失润，口渴便秘，自汗心悸，头晕目眩。

【现代应用】慢性支气管炎、哮喘、习惯性便秘、神经衰弱等。

核桃润肺糖

【组成】白糖500g，核桃仁250g。

【制法】炒香核桃仁；将白砂糖放入锅中，加水少许，用文火煎熬至用锅铲挑起拉丝时，即可停火；趁热加入已炒熟的核桃仁调匀；趁热把糖倒入涂过食用油的搪瓷盘中，将糖压平，待稍冷，用刀切成小块即可。

【功用】补肺益肾，润肠通便。

【适应证】肺肾两虚证。咳喘不愈，腰膝酸软，大便干结，小便频数，遗精阳痿。

【现代应用】慢性支气管炎、哮喘、习惯性便秘、神经衰弱、抑郁症、风湿性关节炎、癌症等。

美髯乌发糖

【组成】何首乌200g，茯苓100g，当归30g，枸杞子50g，菟丝子50g，牛膝30g，补骨脂30g，黑芝麻100g，核桃仁100g，砂糖500g。

【制法】将黑芝麻、核桃仁炒香备用；将何首乌、茯苓、当归、枸杞子、菟丝子、牛膝、补骨脂一起放入药罐内，加入适量的水，用火煎煮 20 分钟后，将汁液取出，再加水继续煎煮，连续煎煮 3 次；将 3 次取出的液汁全部倒入搪瓷锅内（不能使用铁锅），用武火烧开后再改用文火熬煎；当锅内液汁浓缩至浓稠时，加入砂糖，并不断搅拌黏粘稠状，继续进行搅拌；当用筷子可以挑起并能拉丝时即可停火，并迅速加入炒香的黑芝麻与核桃仁；趁热将乌发糖倒入涂有熟菜油的搪瓷盘内，稍凉后压平，厚度约 5 毫米，用刀片划切成长宽均为 5 厘米见方的小块，待凉透时即可。

【功用】补益肝肾，乌须生发，润肠通便。

【适应证】肝肾亏虚证。腰膝酸软，头昏耳鸣，失眠健忘，须发早白，大便干结，风疹瘙痒。

【现代应用】围绝经期综合征、脱发、白发、月经不调、动脉粥样硬化、慢性肝炎等。

木耳排毒糖

【组成】红糖 500g，黑木耳细粉 200g。

【制法】把红糖放在锅内，加水少许，用文火煎熬至较稠可拉丝时停止煎熬，加入黑木耳细粉，调匀后即；趁热时将糖加入涂过食油的搪瓷盘中，待稍冷后切成小块。

【功用】滋补肝肾，乌须黑发。

【适应证】肝肾不足证。腰膝酸软，须发早白，咳喘痰多，面部色斑。

【现代应用】脱发、白发、慢性支气管炎、肥胖症、动脉粥样硬化、消化性溃疡、癌症等。

山楂开胃糖

【组成】生山楂 500g，白砂糖 500g。

【制法】生山楂洗净去核切碎，放入锅内，加水适量，用火煎煮 20 分钟后，将汁液取出，再加水继续煎煮，连续煎煮取汁液 3 次；将 3 次汁液倒回锅中，继续以小火煎熬浓缩，当锅内液汁浓缩至浓稠时，加入砂糖，并不断搅拌至黏稠状，继续进行搅拌，当用筷子可以挑起并能拉丝时即可停火，趁热将山楂糖倒入涂有熟菜油的搪瓷盘内，稍凉后压平，厚度约 5 毫米，用刀片划切成长宽均为 5 厘米见方的小块，待凉透时即可。

【功用】健胃消食，活血化瘀。

【适应证】脾失健运证。食少纳差，肉食难消、大便溏薄。

【现代应用】功能性消化不良、高脂血症、高血压病、冠心病等。

健脾消食糖

【组成】红茶 50g，白砂糖 500g，蜂蜜 50g。

【制法】将红茶用适量沸水浸泡 20 分钟过滤取汁，反复 2 次；再向滤过的茶叶中加温水，煎煮 10 分钟，过滤取汁；混合 3 次茶汁倒入不锈钢锅中，加入白砂糖，蜂蜜煮沸，改小火继续熬至用铲挑起糖液即成丝状而不粘手时，端锅离火；趁热将糖倒在表面涂过食用油的大搪瓷盘中，待稍凉，将糖分割成条，再切成小块即可。

【功用】消食健脾。

【适应证】脾虚食滞证。饮食积滞，膨闷饱胀，嗳气酸腐，大便不通。

【现代应用】功能性消化不良、消化性溃疡、习惯性便秘、痛风等。

橘皮止咳糖

【组成】鲜橘皮或柚子皮 500g，白糖 500g。

【制法】将橘皮或柚子皮洗净，切成丝，放入锅中，加 250g 白糖，加水适量，文火煎煮至浓稠；将另外 250g 白糖放入锅中，加水少许，用文火煎熬至用锅铲挑起拉丝时，停止煎熬；迅速倒入浓稠的橘子皮汁搅拌；趁热将糖倒在表面涂过食用油的搪瓷盘中，待稍冷，用刀将糖割成小块即可。

【功用】开胃理气，止咳化痰。

【适应证】脾胃气郁证。食后腹胀，纳差恶食，咳嗽痰多，胸闷不舒。

【现代应用】功能性消化不良、慢性胃炎、慢性支气管炎、哮喘、慢性咽炎、围绝经期综合征等。

止呕驱寒糖

【组成】白糖 250g，生姜汁 5mL。

【制法】将白砂糖放入铝锅中，加水少许，煎熬至稠厚时，加入生姜汁，调匀，再继续熬至用锅铲挑起即成丝状而不粘时熄火；趁热将糖倒在表面涂过食用油的搪瓷盘中，待稍冷，用刀将糖割成小块即可。

【功用】温中健脾，和胃化痰。

【适应证】脾胃虚寒证。食少纳差，恶心呕吐，咳喘痰稀，恶风喜暖，鼻塞头痛。

【现代应用】功能性消化不良、慢性胃炎、慢性支气管炎、哮喘、神经衰弱、癌症等。

芋头大枣糖

【组成】芋头 500g，大枣 250g，红糖、植物油、面粉适量。

【制法】将大枣去核，掰成块，洗净，鲜芋头去皮后切成与枣块大小，加面粉少许拌和，做成条状，入笼蒸熟取出，冷后切成块，用植物油炸焦，再用红糖拌炒，凉后随量食用。

【功用】补气益脾，养胃润燥。

【适应证】中气不足证。倦怠乏力，食少纳差，形体消瘦，久痢便血。

【现代应用】慢性胃炎、慢性腹泻、乳腺小叶增生症、淋巴结核等。

第六节　药饭养生简介

火腿砂锅饭

【组成】大米 300g，香肠 50g，土豆 100g，火腿 50g，咸鸭蛋 1 个，莴笋 100g，盐、

油少许。

【制法】分别将土豆去皮切丁，火腿、香肠、莴笋切丁，与洗净之米加水在砂锅中同煮，加少许盐、油；将鸭蛋煮熟去皮切四瓣，放在煮熟的米饭中即可食用。

【功用】补中益气，健脾养胃，益精强志。

【适应证】虚劳诸证。神疲乏力，懒气少言。

【现代应用】适于各类人群。

胡萝卜炒饭

【组成】大米 300g，鸡蛋 1 个，火腿 50g，胡萝卜 50g，葱 1 根，盐、胡椒、油少许。

【制法】将大米洗净焖熟；火腿、胡萝卜切丁，葱切细；油烧热，打入鸡蛋炒熟搅碎，加入火腿、胡萝卜丁、米饭同炒；起锅时，加入葱花、胡椒、盐、即可。

【功用】通阳顺气，开胃健脾。

【适应证】虚劳诸证。神疲乏力，懒气少言，不思饮食。

【现代应用】适于各类人群特别是维生素 A 缺乏症。

三亩地闷饭

【组成】大米 200g，鲜玉米 100g，青毛豆米 100g，火腿 100g，盐、油适量。

【制法】砂锅 1 个，放入大米、玉米、毛豆米、火腿丁后，加水及盐、油一同上盖焖熟即可。

【功用】益气养胃，通便消肿。

【适应证】虚劳诸证。亦可用于热证之发热咽痛，小便短赤，便秘口臭。

【现代应用】适于各类人群，特别是痤疮、结膜炎、尿路感染、慢性肝炎、胆囊炎、口腔炎、急慢性盆腔炎等。

八珍糯米饭

【组成】糯米 500g，砂糖 100g，猪油 100g，洗沙 100g，莲子 50g，白果 50g，大枣 50g，蜜饯 30g，火腿 50g，芝麻 30g，花生米 30g。

【制法】糯米洗净煮熟，加入糖及猪油搅匀备用；莲子、白果、大枣煮熟，蜜饯及火腿切小成丁，均匀放入一个抹有猪油的大碗中，再将煮好的糯米饭加在上面；最后加上一层洗沙，上屉蒸 20 分钟后，将碗取出并将糯米饭反扣在盘中，撒上炒芝麻、花生米即可。

【功用】补肺健脾。

【适应证】脾肺气虚证。头昏眩晕，气短心悸，倦怠乏力，心烦失眠，咳嗽痰少。

【现代应用】各类疾病恢复期。

荠菜窝窝头

【组成】荠菜 300g，玉米面 300g，小麦面 150g，白糖、盐、温水适量。

【制法】玉米面、小麦面放入干净盆内，加入少许盐和白糖，加水揉成面团，用干净湿布盖上，醒面三十分钟左右；荠菜用清水洗净，放入沸水中稍加烫一下，捞出荠菜立即用冷水冲凉，挤出水分后切成细末；荠菜末倒入醒好的面团中充分混合均匀；大面团分成大小相同的小面团，用手搓圆后手指在底部钻个窝窝；蒸锅内水烧开摆进生窝头坯，开大火蒸15分钟左右；关火后稍等片刻，捡出窝窝头。

【功用】清肝明目，健脾除湿。

【适应证】肝经风热，湿阻中焦证。目赤肿痛，心烦易怒，月经失调，纳差食少，小便混浊。

【现代应用】高血压病、慢性胃炎、月经不调、癌症、乳糜尿等。

荷叶蒸肉饭

【组成】鲜荷叶5张，瘦猪肉250g，大米100g，酱油、盐、淀粉、油适量。

【制法】瘦猪肉切片，加入酱油、盐、淀粉、油拌匀；将肉片和米混合，用荷叶包成长形，放蒸笼内蒸约30分钟即可。

【功用】清热消暑，和胃降浊。

【适应证】暑热证。发热头晕，恶心呕吐，口苦乏力，不思饮食。

【现代应用】中暑、发热、高血压病、高脂血症、糖尿病等。

山楂降脂包

【组成】面粉500g，山楂500g，白砂糖250g，酵母粉、水适量。

【制法】山楂彻底洗净后，一分为二，用小刀挖去根蒂和籽，入不锈钢锅里，加水大火不停搅拌翻炒至山楂软烂，再加入糖继续翻炒，一直炒至很黏稠即可；面粉加水、酵母等发酵，做成小块，包入山楂馅，上笼蒸熟即可。

【功用】健脾开胃，消食化滞，散瘀降浊。

【适应证】食瘀内停证。胃脘痞满，胸膈痞满，食积不化，不思饮食，瘀血瘀斑，疝气闭经。

【现代应用】消化不良、肥胖症、高脂血症、高血压病、癌症、月经不调、维生素C缺乏症、病毒性肝炎、脂肪肝、急慢性肾炎、绦虫病等。

栗子芝麻糕

【组成】栗子粉600g，芝麻120g，糯米粉120g，莲子120g，白砂糖300g。

【制法】将莲子去心煮烂剁泥；芝麻杂质洗净，捣成末；将栗子粉、糯米粉放入盆内，加入糖、芝麻末和莲子泥充分搅拌均匀。笼屉内垫上湿屉布，放入拌匀的栗子米粉，轻轻抹平，戳几个孔，盖上盖儿，放在沸水锅上用旺火蒸25分钟，熟后端下晾凉切开即可。

【功用】益气健脾，补肾壮腰。

【适应证】脾肾两虚证。纳差腹泻，腰膝酸软，气短乏力，完谷不化，筋骨疼痛，瘀血肿痛，小便增多。

【现代应用】 消化不良、围绝经期综合征、外伤骨折、慢性结肠炎、心血管疾病等。

椰子糯米饭

【组成】 椰子1个，糯米80g，白糖、牛奶适量。

【制法】 将椰子去壳，削去外皮并洗净，从上端切一个直径为5cm左右的盖子，倒出椰汁备用；将糯米淘洗干净，用椰汁浸泡3~5个小时后，将糯米、椰浆放入椰子内，加入适量白糖、牛奶；将椰子顶盖盖紧，置锅内隔水蒸熟，切开即可食用。

【功用】 补脾益气，摄精利尿，消疳杀虫。

【适应证】 脾肾气虚证。脾虚倦怠，四肢乏力，食欲不振，早泄阳痿，面黄瘦弱。

【现代应用】 阳痿、早泄、遗精、心脏病、绦虫、姜片虫病、体癣等。

糯米含珠藕

【组成】 藕1000g，糯米300g，淀粉10g，鸡蛋1个，盐少许。

【制法】 将藕切去一头使藕现出洞孔，将糯米塞进藕孔中，塞满后在孔口处用刀背轻轻拍打，然后入屉蒸2小时取出；淀粉中打入鸡蛋，加上少许盐，将蒸好的藕横切成片，蘸上淀粉糊后入油锅中炸黄即可。

【功用】 通络散瘀。

【适应证】 脾肾两虚证。食少纳差，产后乳少，大便溏泻。

【现代应用】 上呼吸道感染、慢性胃炎、慢性肠炎、病毒性肝炎、产后乳少、糖尿病、贫血等。

第十章 云南民族食疗养生简介 ▷▷▷▷

云南是一个多民族省份，在各民族创造不同历史的过程中，也形成了不同的生活饮食文化。这些饮食文化不但标志着其独特的文化特征，还从另一个角度反映了一个民族的生存环境、生产力水平。同时，这些独具浓郁风格的饮食文化，还蕴含着丰富的食疗保健知识及药用价值。

第一节 傣族食疗养生简介

傣族多生活在云南南部，这里是有名的"瘴疬之地"，因其气候炎热，人们味喜酸、辣、苦（凉）。酸味具有消暑解热之功，如酸扒菜、酸腌鱼、酸笋煮鸡等；辣味可以增进食欲、散风除湿，如小米辣、花椒辣、冲天辣等；苦味可以清热燥湿、解毒杀菌，如撒撇（傣语，指牛苦肠内一种消化液之类的苦汁）、牛苦肠、鱼苦肠等。三者皆可助开胃化食，消暑解毒。

牛撒撇

【组成】牛肚、牛直肠、牛肝、牛脾、牛腰里肉、苦肠汁、小米辣、花椒、撒菜、花椒、芫荽、干辣椒面、盐、味精。

【制法】牛肚、直肠、肝、脾、腰里肉洗净，煮至八成熟后切成细条，剁碎，再拌以苦肠汁、小米辣、撒菜、花椒、芫荽；拌均匀后放盐、味精、干辣椒面即可。

【功用】清肝利胆，消食健胃，清热解暑。

【适应证】风火牙痛，口苦咽干，食欲不振，暴发火眼，小便热痛。

【现代应用】复发性口腔溃疡、牙龈炎、牙髓炎、急性结膜炎、功能性消化不良、慢性胃炎、中暑等。

刺五加鸡蛋汤

【组成】刺五加 50g，新鲜鸡蛋 2 个，豆油少许，胡椒粉、盐适量。

【制法】将刺五加剔除老茎、老叶后掐成 4~5 厘米长的段，洗净备用。在热锅中放入少许豆油并烧热，将鸡蛋打碎搅拌均匀，放入已烧热的豆油中煎至两面黄，在锅中加入水，同时放入洗净备好的刺五加，待水煮沸后，加入适量胡椒粉、盐即可。

【功用】滋补肝肾，强筋壮骨，活血通脉，祛风利湿。

【适应证】腰膝酸软，筋脉拘挛，水肿脚气，阴下湿痒。

【现代应用】风湿性关节炎、肝腹水、阴道炎等。

香烤罗非鱼

【组成】罗非鱼1条，香茅草、葱、姜、蒜、花椒少许。

【制法】将新鲜罗非鱼去鳞洗净，开腹去掉内脏，将葱、姜、蒜、花椒放入鱼肚内，用香茅草将鱼肚封好后放在炭火上烘烤，烤熟即可。

【功用】祛湿止痛，健脾开胃，杀虫消积。

【适应证】风湿头痛，食欲不振，虫积腹痛。

【现代应用】风湿性关节炎、功能性消化不良、蛔虫病等。

酸笋鸡汤

【组成】酸笋50g，鸡肉250g，辣椒10g，大葱10g，生姜5g，花椒5g，油少许。

【制法】将酸笋洗净漂去酸味后入锅煮熟，再将切好的丁块状鸡肉放入锅内，待鸡肉煮熟后与酸笋一同起锅，盛入碗中以备后用；将辣椒、生姜、大葱、花椒放入油锅翻炒片刻，最后将煮熟的酸笋和鸡丁连汤倒入锅内煮开即可。

【功用】温中补虚，开胃健脾，解酒醒神。

【适应证】虚劳瘦弱，食欲不振，醉酒神昏。

【现代应用】营养不良、慢性疲劳综合征、功能性消化不良、醉酒等。

马鬃鱼酒

【组成】马鬃鱼8条，50度以上米酒或高粱酒1000mL，盐少许。

【制法】将马鬃鱼洗净，除去内脏，放入盐水中浸泡1夜后取出烘干，再放入备好的米酒或高粱酒中浸泡100天即可。

【功用】补虚壮骨，祛风除湿，杀虫除疳。

【适应证】肾虚腰痛，风疹瘙痒，小儿疳积。

【现代应用】营养不良、慢性疲劳综合征、过敏性皮炎、小儿消化不良等。

竹香糯米饭

【组成】香竹筒、糯米、芝麻叶。

【制法】将香竹按节砍下做成竹筒，在筒内装进糯米，加水浸泡5～6小时后用芝麻叶塞住竹筒口，斜放在火炭上烤，边烤边翻，待到竹筒表面烧干呈黄色，闻到一股别致的香糯米味，香竹糯米饭即告烧熟。

【功用】清心泻火，健脾开胃，除烦安神。

【适应证】口舌生疮，不欲饮食，心烦失眠。

【现代应用】口腔溃疡、单纯疱疹、功能性消化不良、失眠等。

酸扒菜

【组成】青菜薹500g，酸水200g，木本番茄（洋酸茄）100g，红糖100g，猪油

200g，食盐、青辣子、味精、大蒜。

【制法】将青菜薹洗净放好，用土锅放适量冷水，加酸水一碗，用火烧开，把洗净的青菜薹切成 2~3 厘米长的小段，下锅煮 10 分钟；将洋酸茄放在热的木柴灶灰里焐着，烧至皮焦心熟后取出，边拍边吹，去掉灶灰，切碎，继青菜薹下锅后 10 分钟加入汤中，再煮 15~20 分钟，在汤中加入熟猪油 200g、红糖 100g，煮至菜熟呈黄色后将菜薹捞起；最后将青辣子、大蒜放入汤中，加适量盐、味精制成蘸水，将青菜薹蘸食即可。

【功用】健胃消食。

【适应证】食欲不振。

【现代应用】功能性消化不良等。

沙海煮田螺

【组成】田螺 1000g，胡椒 7 粒，沙海（香茅草）100g，姜 3 片，盐、猪油少许。

【制法】将田螺取肉洗净，放入少量猪油炒干水分后，加入香茅草、姜、食盐及胡椒，并加水 1000mL 煮熟即可。

【功用】清热利湿，清肝明目。

【适应证】口苦咽干，胁肋胀痛，视物不清。

【现代应用】慢性肝炎、早期近视、玻璃体变性等。

油炸青苔

【组成】青苔 250g，姜汁 2g，鸡蛋 2 个，盐水、油适量。

【制法】将青苔洗净后压成薄饼片，再洒上盐水、姜汁腌制 30 分钟后晒干；将鲜鸡蛋打碎取出蛋清，将腌制好晒干的青苔片置于蛋清混合均匀后，再放入锅中用油炸成两面黄即可。

【功用】健脾开胃，润肠通便。

【适应证】不欲饮食，腹胀便秘。

【现代应用】功能性消化不良、习惯性便秘等。

三七炖二黑

【组成】哈妈郎（黑狗蹄）4 只，哈母郎（黑猪蹄）2 只，三七 20g，批囡（胡椒）7 粒，辛将（小姜）3 片，盐少许。

【制法】将狗蹄、猪蹄烧黄刮毛洗净，将三七、胡椒研粉焙黄后与小姜、狗蹄、猪蹄一齐置入锅中用文火久炖，待蹄烂肉碎时放入少许食盐即可。

【功用】补肾助阳，补气养血，开胃醒神。

【适应证】畏寒怕冷，精神萎靡，疲乏无力，纳差消瘦。

【现代应用】慢性疲劳综合征、营养不良等。

灵芝小麦糯米煲

【组成】紫糯米 100g，灵芝 50g，小麦 60g，白糖 30g。

【制法】将紫糯米、灵芝、小麦均用水洗净，将灵芝切块用纱布包好，以上三味一起放入砂锅里，加水适量，用文火煲成粥，加入白糖少许即可。

【功用】养心安神，补肝益肾，益气健脾。

【适应证】心悸失眠，头晕健忘，腰膝酸软，气虚无力，不欲饮食，恶心反酸。

【现代应用】神经衰弱、功能性消化不良、慢性胃炎、慢性肝炎、慢性疲劳综合征等。

马蹄煮鸡蛋

【组成】马蹄香 500g，鸡蛋适量。

【制法】取鲜品马蹄香洗净后加水 50mL，与带壳鸡蛋同煮 20 分钟后即喝汤吃蛋。忌食香燥、辛辣食物、烟酒等。

【功用】清热解毒。

【适应证】咽喉肿痛，痈肿疮毒。

【现代应用】急慢性咽炎、牙龈炎、口腔溃疡等。

达喷酱

【组成】达喷（蟋蟀、大蛐蛐）20 只，多棱豆 50g，葱、姜、蒜、盐各适量。

【制法】将大蛐蛐的翅、足及内脏去掉，在锅里煮近 20 分钟后捞起来晒干，拌上多棱豆一起剁成酱，加上佐料（葱、姜、蒜、盐）即可，用生白菜或空心菜蘸食。

【功用】益气补虚，健脾开胃。

【适应证】体虚乏力，不欲饮食。

【现代应用】慢性疲劳综合征、营养不良、功能性消化不良等。

盖凉孕糯着兵

【组成】糯着兵（麻雀）1 只，盖凉（红毛鸡）1 只，生三七 10g。

【制法】取生三七 10g 冲粉备用；将麻雀置入水中闷死，去毛、内脏；将三七粉放入麻雀腹中用线缝合，将麻雀置入杀好去内脏的红毛鸡腹中，用线缝合鸡腹后剖面入锅中炖熟即可。

【功用】大补气血，活血止痛，养血调经。

【适应证】疲劳乏力，瘀血肿痛，月经不调。

【现代应用】慢性疲劳综合征、营养不良、贫血、跌打损伤、月经病、产后体虚等。

韭菜根炖瘦肉

【组成】鲜韭菜根 50g，猪瘦肉 100g，盐少许。

【制法】将鲜韭菜根洗净后切细，将猪瘦肉洗净后切细，两者一起炖熟后加入盐适量即可。

【功用】益气健脾，滋阴补虚。

【适应证】自汗，盗汗。

【现代应用】多汗症、围绝经期综合征等。

龟板鸡汁汤

【组成】龟板0.5g，鸡肉100g，汤汁300mL，盐少许。

【制法】将鸡肉洗净后加入300mL汤中煮熬至烂熟，捞出鸡肉留下汤汁，将龟板研成粉末后用熬制好的汤汁冲服即可。

【功用】滋阴补虚。

【适应证】阴虚盗汗，烦躁不安。

【现代应用】多汗症、围绝经期综合征等。

冰镇柠檬

【组成】鲜柠檬1个，冰块、白糖各适量。

【制法】将鲜柠檬压碎置碗中，加入冰块适量，兑冷开水后加白糖适量即可。

【功用】健胃生津，化痰止咳，解暑解渴。

【适应证】食欲不振，痰热咳嗽，中暑烦渴。

【现代应用】功能性消化不良、急性气管－支气管炎、百日咳、中暑等。

砂仁蒸鲫鱼

【组成】鲜鲫鱼500g，砂仁10g，盐少许。

【制法】将新鲜鲫鱼去鳞和内脏，将砂仁研末放入鱼腹内，加适量盐，蒸熟食鱼喝汤即可。

【功用】化湿行气，温中止泻。

【适应证】脘腹胀痛，呕恶食少，大便溏薄。

【现代应用】功能性消化不良、肠易激综合征、慢性腹泻等。

第二节　苗族食疗养生简介

苗族因历史原因不断迁徙，其族人广泛分布在我国黔、滇、湘、川、桂、鄂、琼等地。为适应山区中的艰苦环境，同时与疾病等做斗争，苗族人民在实践中创造了颇具民族特色的饮食方法。云贵地区为山区，同时远离沿海等产盐地区，自古苗族地方缺少盐，因此形成了"以酸代盐，以酸补盐"的烹饪习俗。同时，云贵地区阴雨天气较多，气候潮湿，辣椒具有抗寒除湿的功效，苗族人有句俗语"三天不吃酸，走路打蹿蹿"，因此饮食偏于酸辣成为苗族人民的重要饮食习惯。

酸汤鱼

【组成】鲤鱼、酸西红柿、酸米汤、红剁椒、木姜子、米酒、葱、姜、香菜、盐、油等。

【制法】新鲜鲤鱼去鳞洗净，切成小段，放入米酒、盐腌制 15 分钟；锅内加入少许油，将木姜子微炸，同时加入酸西红柿（2 份）、酸米汤（5 份）、红剁椒（1 份），少许葱姜，炒出香味，后加入热水煮沸，加入鱼块炖熟，出锅撒上葱末、香菜末即可。

【功用】健胃开胃。

【适应证】脾虚食积，纳差食少，不欲饮食。

【现代应用】功能性消化不良、厌食症等。

麦芽水梨母鸡汤

【组成】母鸡 1 只，麦芽糖 150g，青水梨 3 个。

【制法】把母鸡杀死去毛洗净，取出内脏（把鸡肺留于腹腔），将梨捣碎和麦芽糖一起放入鸡腹腔内，用针线缝好，入土大碗内隔锅炖熟。

【功用】补气养血，滋阴润肺，止咳平喘，清肺化痰。

【适应证】形体消瘦，口燥咽干，咳喘气短，痰少而黏。

【现代应用】营养不良、贫血、慢性支气管炎、慢性阻塞性肺疾病、肺结核等。

大枣冬瓜红糖赤小豆汤

【组成】大枣 10 个，冬瓜皮 30g，赤小豆 30g，红糖适量。

【制法】将大枣、冬瓜皮、赤小豆放入砂锅内煮约 40 分钟后取汁加红糖搅匀即可。

【功用】温肺化饮，止咳平喘。

【适应证】咳喘痰多，不得平卧。

【现代应用】慢性咳嗽、慢性支气管炎等。

黄精冰糖拌猪蹄

【组成】黄精 100g，党参 10g，猪蹄 750g，红枣 20 枚，冰糖 120g，三七 15g。

【制法】将黄精、党参、红枣、三七煎成汤后取出汤汁，把猪蹄放入汤汁内焖煮至熟烂后捞出猪蹄，将冰糖研末成粉，与焖煮好的猪蹄搅拌后即可食肉。

【功用】补中益气，滋阴养肾，强筋壮骨，健脾益气。

【适应证】食欲不振，肺虚咳嗽，体虚乏力，心悸气短，自汗盗汗。

【现代应用】功能性消化不良、慢性咳嗽、慢性支气管炎、慢性疲劳综合征、营养不良等。

山药枸杞红枣鸽

【组成】山药 20g，枸杞 20g，红枣 20 枚，鸽子 1 只。

【制法】将鸽子用水淹死后去毛及内脏，将前三味先用清酒浸泡约 2 小时，后取出放入鸽子腹腔内缝合，隔水蒸熟即可，不放盐。

【功用】益气健脾，滋补肝肾。

【适应证】头痛眩晕，腰腿酸软，带下量多，舌红少津，脉细无力。

【现代应用】高血压病、糖尿病、阴道炎、慢性疲劳综合征、营养不良等。

猪脚薏米粑

【组成】薏苡仁 1000g，陈猪脚 1200g，草果 3g，姜片 8g，精盐 20g。

【制法】将猪脚烧刮洗净入砂锅内，加清水、姜片煮沸后再下盐、草果，中火烧熟后再加入洗净的薏苡仁，煮至六成熟时置微火上焖粑即可。

【功用】益气健脾，清热解毒，清热燥湿，强腰健骨。

【适应证】脾虚泄泻，咳嗽胸痛，咳吐脓痰，筋脉拘急。

【现代应用】慢性腹泻、慢性咳嗽、慢性支气管炎、风湿性关节炎等。

满天星炖鸡公

【组成】白乌骨公鸡 1 只，满天星全草 250g。

【制法】将公鸡杀死后去内脏（留鸡肝），把洗净的满天星全草塞入鸡肚内用针缝合，入土碗内隔锅炖熟即可，不放盐。

【功用】益气养血，利水消肿。

【适应证】腹大鼓胀，水肿脚气。

【现代应用】慢性肝炎、早期肝硬化、营养不良、慢性疲劳综合征等。

海带排骨汤

【组成】藕节 100g，海带 100g，苏子 100g，猪排骨 1000g，生姜、葱、盐各适量。

【制法】将藕节、海带、苏子洗净后置锅中加适量水与猪排骨同炖约 2 小时后，加入生姜、葱、盐适量即可。

【功用】舒经活络，润肺止咳，健脾和胃，凉血止血。

【适应证】胁肋胀痛，痰少难咳，咯血咳痰，腹胀腹痛，便血衄血。

【现代应用】慢性肝炎、慢性支气管炎、肺结核、痔疮出血、鼻出血等。

首乌母鸡汤

【组成】制首乌 30g，母鸡 1 只，食盐、生姜、料酒适量。

【制法】将炮制过的何首乌研成细末，待用。将宰杀好的母鸡去内脏洗净，用布包好首乌粉置于鸡腹里，放瓦锅中加入适量水煨熟。再把鸡腹内的首乌粉袋取出，加食盐、生姜、料酒适量即可。

【功用】健脾补中，益气养血，滋肾益精，养心安神。

【适应证】食少纳差，头昏眼花，腰腿酸软，脏器脱垂，心烦失眠。

【现代应用】功能性消化不良、营养不良、贫血、胃下垂、子宫脱垂、失眠症等。

三七炖猪尾

【组成】猪尾 3 根，三七 12g，薏苡仁 30g，玉米须 10g，菊花 10g，架豆 10g，陈皮 10g，姜 5 片，盐少许。

【制法】将三七、薏苡仁、玉米须、菊花、架豆、陈皮洗净放至水中煎煮至沸腾，取其汤汁炖猪尾巴至烂熟后加入姜片、盐少许即可。

【功用】活血祛瘀，清热利湿，健脾开胃。

【适应证】跌打损伤，头晕眼胀，食少肢倦，不欲饮食，便溏溲黄。

【现代应用】跌打损伤、高血压病、慢性肾炎、功能性消化不良、习惯性便秘等。

酸肉饭

【组成】猪肉 500g，米饭适量，酸汤适量。

【制法】杀猪肉切成 2 厘米左右大块，平铺一层于锅，然后在肉上铺一层米饭，再铺一层肉，又再铺一层饭，直至铺到锅满为止，加少量酸汤封口，约 1 周后取出风干即可，食用时可蒸可煮可炒。

【功用】健胃消食。

【适应证】不欲饮食，口淡乏味。

【现代应用】功能性消化不良、厌食症等。

苦荞炒鸡蛋

【组成】鸡蛋 2 个，苦荞头（金荞麦、野荞麦）7 枚，盐少许，植物油少量。

【制法】将苦荞头嫩尖洗净切碎后打入鸡蛋搅拌均匀以备用，在锅中加入植物油少许，待油烧开后将备好的苦荞鸡蛋置锅中翻炒，炒至两面黄加少许盐即可。

【功用】益气健脾，滋阴清热。

【适应证】食欲不振，手足心热，潮热盗汗。

【现代应用】功能性消化不良、多汗症等。

养生茶

【组成】海带 10g，昆布 10g，荷叶 10g，山楂 15g。

【制法】将上述四味研磨成粉后用布包裹，水煎服当茶饮，可长期服用。

【功用】健脾消食，活血化瘀。

【适应证】食少纳差，胁肋胀痛，痛有定处，心悸胸闷。

【现代应用】功能性消化不良、高血压病、高脂血症、肥胖症、冠心病、心律失常等。

金九甘草茶

【组成】茶叶 10g，金银花 15g，九里光 16g，甘草 6g。

【制法】将上述四味用布包裹浸泡后用水煎至沸腾，待凉后当茶饮。

【功用】清热解毒，解暑解渴。

【适应证】咽喉肿痛，暑湿腹泻，恶心呕吐。

【现代应用】上呼吸道感染、急性咽炎、中暑、功能性消化不良等。

三七乌骨鸡

【组成】乌骨鸡 1 只，三七 15g，薏苡仁 100g，生姜 10g，木耳 5g，木瓜 15g，红糖 50g。

【制法】将三七、薏苡仁、木耳、木瓜煎水取汤，用汤汁炖鸡煮熟后放入生姜、红糖，食肉喝汤即可。

【功用】温经散寒，舒筋活络，健脾利水，活血止痛。

【适应证】四肢不温，浮肿无力，筋脉拘挛，腰腿酸软，体倦乏力，头痛头晕。

【现代应用】高血压病、慢性肾炎、糖尿病、高脂血症、冠心病、慢性疲劳综合征等。

水芹鳝鱼泥

【组成】黄鳝 500g，小鱼 100g，水芹菜 500g，盐少许。

【制法】将黄鳝、小鱼与水芹菜同煮，烂熟后剁如泥，加盐少许即可。

【功用】益气养血，舒筋通络，利水消肿，健脾和胃。

【适应证】面色萎黄，筋脉拘挛，水肿脚气，腹胀纳差。

【现代应用】营养不良、贫血、功能性消化不良、脚气病、慢性肾炎等。

四叶公鸡汤

【组成】未开叫的小公鸡 1 只，四叶草 20g，盐少许。

【制法】将小公鸡去毛及内脏（鸡肝保留）洗净后，鸡腹内放入洗净的新鲜四叶草，用线缝合入锅内炖熟，取出加少许食盐连同鸡腹内物一并吃完。

【功用】清肝利胆，利水消肿。

【适应证】口苦咽干，胁肋胀痛，水肿脚气，腹大如鼓。

【现代应用】急慢性肝炎、脚气病、早期肝硬化等。

还魂煲

【组成】猪瘦肉 50g，还魂草 60g，红枣 10 枚。

【制法】将还魂草煎煮约 30 分钟后，取出还魂草留下汤汁，将红枣和猪瘦肉一起放入汤汁内煲煮即可。

【功用】消肿散结，活血止痛，化瘀止血。

【适应证】痈肿疮毒，癥瘕积聚。

【现代应用】各种癌肿调护，尤以宫颈癌效佳。

百合三七兔肉汤

【组成】兔肉 60g，百合 20g，三七 16g。

【制法】将三七切片后与洗净的百合一同加入适量的水，在锅内先煎煮约 30 分钟，将兔肉切成小块后放入锅内与三七、百合同炖，用文火炖至熟透，调味后即可。

【功用】消肿散结，活血化瘀，止血止痛。

【适应证】痈肿疮毒，癥瘕积聚。

【现代应用】癌症调护等。

百花炖猪排

【组成】百花草根 50g（鲜品），猪排骨 250g，盐少许。

【制法】将百花草根与猪排骨洗净后置锅内，一同炖煮至熟后加入少许盐即可。

【功用】补气养血。

【适应证】气虚乏力，腹胀纳差，精神萎靡。

【现代应用】慢性疲劳综合征、营养不良、慢性肝炎等。

玉竹千张甲壳鸡

【组成】鸡 1 只，玉竹 25g，千张纸 10g，穿山甲壳 2 块，刺猪纤 2 棵，盐少许。

【制法】将穿山甲壳、刺猪纤炮制后共研细末置鸡腹中，将玉竹、千张纸水煎后取其汤汁炖鸡，熟透后放入少许盐即可。

【功用】补中益气，润肺平喘，止咳化痰。

【适应证】气虚乏力，咳嗽气喘，痰少而黏，痰中带血，潮热盗汗，五心烦热。

【现代应用】慢性疲劳综合征、营养不良、肺结核、慢性支气管炎、贫血等。

黄精炖猪肺

【组成】黄精 60g，猪肺 100g，盐少许。

【制法】将黄精与猪肺洗净后同入锅中炖熟后加少许盐即可。

【功用】止咳化痰，润肺平喘。

【适应证】咳嗽气喘，痰少而黏，痰中带血，潮热盗汗，五心烦热，体虚消瘦。

【现代应用】慢性支气管炎、肺结核、营养不良、贫血等。

第三节　白族食疗养生简介

白族主要居住在云南省西北山区，除具有丰富的植被外，山区人民也大量养殖羊，烹食羊肉成为白族人民饮食的重要部分。药膳，白族又称它为食补。因采取无毒食物烹制，既可食用，又可药用，"药借食力，食助药威"。

当归生姜羊肉汤

【组成】带皮羊肉、生姜、当归、花椒、大料。

【制法】羊肉带皮洗净、切适当小块，加生姜、当归及少许花椒、大料入锅，煮 4~5 小时，待羊肉煮嫩，配以胡椒粉、辣椒粉食用。

【功用】滋阴补阳，温中补气，补血活血。

【适应证】气血虚弱，手脚冰凉，血瘀痹痛。

【现代应用】妇女月经不调、痛经，冻疮、跌打损伤等。

羊肉粥

【组成】羊肉 100g，大米 200g，葱 10g，姜 3 片，盐少许。

【制法】将羊肉洗净剁成肉末后，放入生姜、葱，依个人口味可加适量食盐，再同大米一起煮成肉粥即可。

【功用】健脾养胃，散寒止痛。

【适应证】脾胃虚弱，寒邪凝滞，纳差食少，精神萎靡，大便溏薄，肢体冷痛。

【现代应用】功能性消化不良、慢性胃炎、慢性腹泻、慢性支气管炎、冻疮等。

桃仁乳扇饼

【组成】乳扇 300g，桃仁 100g，白糖 50g，油适量。

【制法】将乳扇用火烤软后平铺在锅上，摊开，在乳扇上撒入碎桃仁及白糖以备用。在锅内注适量油，烧至三成熟后，用筷子夹住准备好的乳扇，边炸边滚至筒形，最终使乳扇成卷并呈淡黄色即可。

【功用】活血化瘀，润肠通便。

【适应证】血瘀阻滞，肠燥便秘。

【现代应用】营养不良、习惯性便秘等。

乌梅木瓜煮鸡蛋

【组成】鸡蛋 2 个，乌梅 5 枚，木瓜 10g。

【制法】将乌梅、木瓜先煮约 15 分钟，取其汤汁倒入打碎搅拌均匀后的鸡蛋，一同煮为蛋花即可。

【功用】生津止渴，敛肺止咳，杀虫止痛。

【适应证】虚热消渴，肺虚久咳，干咳无痰，蛔厥腹痛。

【现代应用】糖尿病、支气管炎、蛔虫病等。

水煮风轮菜

【组成】风轮菜 18g，米汤 150mL，淘米水 150mL，胡椒粉 2g，草果粉 2g，盐少许。

【制法】将淘米水、米汤一起倒入瓦罐内煮至 150mL，再投入风轮菜，煮 5~10 分钟后将风轮菜捞起平铺置碗内，在风轮菜上撒胡椒粉、草果粉、盐即可。

【功用】发汗解表，宣肺止咳。

【适应证】风寒束肺，发热恶寒，咳嗽咳痰，胸闷胸痛。

【现代应用】上呼吸道感染、慢性支气管炎等。

生蒜桃仁面

【组成】生蒜 50g，核桃仁 50g，凉面条 200g，味精 5g，食盐少许。

【制法】将生蒜与核桃仁一同捣碎为泥，加入冷开水、味精、食盐适量搅拌均匀后备用；将凉面条在开水里来回烫几次后置碗内，将准备好的生蒜桃仁泥置凉面上搅拌均匀后即可。

【功用】健脾和胃，润肠通便，杀虫止痛。

【适应证】腹胀纳差，面黄肌瘦，不欲饮食，大便干结，腹痛难忍。

【现代应用】功能性消化不良、习惯性便秘、蛔虫病、钩虫病等。

凉拌猪肝

【组成】猪肝100g，鲜田字草10g，鲜鱼腥草10g，红糖20g，头晕草10g。

【制法】先将鲜田字草、鱼腥草、头晕草洗净后一同煎煮约20分钟，取出汤汁备用；将猪肝放入汤汁中煮熟后取出，切成2厘米大小的薄片状，撒上红糖拌匀即可。

【功用】清肝利胆，健脾和胃。

【适应证】恶心呕吐，不思饮食，腹大如鼓，目睛发黄。

【现代应用】慢性肝炎、早期肝硬化等。

雀肉猪油饼

【组成】麻雀5只，猪瘦肉200g，小粉、猪油、白糖、食盐、黄酒各适量。

【制法】把雀肉、猪肉洗净后一起剁成肉泥置碗内，在碗中放入适量小粉、猪油、白糖、食盐、黄酒搅拌均匀后做成肉饼，蒸熟即可。

【功用】补肾壮阳。

【适应证】阳气衰败，脏腑虚弱，精神萎靡，体倦乏力。

【现代应用】男性性功能障碍、慢性疲劳综合征、营养不良、病后调护等。

莲肉糯米粥

【组成】糯米50g，莲肉20g，红枣10枚，怀山药25g，白糖适量。

【制法】将糯米淘洗干净，与莲肉、红枣、怀山药一同熬煮为粥，熟后食用时加入白糖拌匀即可。

【功用】健脾止泻，益气补血，养心安神。

【适应证】脾胃虚弱，体倦乏力，食少便溏，血虚萎黄，夜寐多梦，心神不宁。

【现代应用】功能性消化不良、慢性胃炎、慢性腹泻、慢性疲劳综合征、神经衰弱、失眠症等。

三丝北风菌

【组成】北风菌500g，熟云南火腿50g，熟鸡脯肉50g，老蛋黄糕40g，猪油30g，鸡油20g，精盐20g，味精、胡椒粉适量。

【制法】将北风菌洗净沥去水分；把云腿、鸡脯、蛋黄糕切为丝。在大碗壁上抹上少许猪油，分别将鸡丝、火腿丝、蛋黄糕丝均匀地铺在碗边上，再把北风菌扣入，撒上精盐、味精、胡椒粉后淋上猪油，上笼旺火蒸15分钟，取出装盘。在炒锅内注入汤汁后用中火煮沸，把剩下的精盐、味精、胡椒粉一起放入锅中同煮，等汤汁沸腾后，去除浮物，浇在三丝北风菌上，并淋上鸡油即可。

【功用】利水消肿，利尿通淋。

【适应证】小便不通，五淋白浊。

【现代应用】慢性肾炎、慢性前列腺炎等。

山粟糯米粥

【组成】山粟子 150g，糯米 100g。

【制法】先把粟子煮熟后加入糯米煮成粥即可。

【功用】健脾养胃，补肾壮骨。

【适应证】脾虚气弱，肢体软弱，头昏手颤，不欲饮食，泄泻下利，恶心呕吐。

【现代应用】功能性消化不良、慢性胃炎、慢性腹泻、贫血、营养不良、慢性疲劳综合征等。

杞木爆鸡丁

【组成】枸杞子 30g，青木瓜 50g，小公鸡肉 250g，盐少许，油适量。

【制法】将木瓜切成丝，与枸杞子、鸡肉下油锅爆炒后加盐少许即可。

【功用】舒筋活络，滋阴养血，强身健骨。

【适应证】腰膝酸软，四肢痉挛，腹胀纳差。

【现代应用】营养不良、贫血、维生素 D 缺乏性佝偻病、功能性消化不良等。

猪蹄砂锅煲

【组成】猪蹄 2 节，白芍 15g，白木瓜 15g，金丝黄丹（虎杖）15g，姜 3 片，葱 5g，草果粉 5g，盐少许。

【制法】先将猪蹄刮洗干净，剁块放入砂锅内煮至七成熟时，放入白芍、白木瓜、虎杖三味同煮，猪蹄煮至烂熟后放适量盐、葱、姜、草果粉即可。

【功用】强筋健骨，舒筋活络，调和阴阳。

【适应证】腰膝酸软，四肢痉挛。

【现代应用】维生素 D 缺乏性佝偻病、慢性疲劳综合征、过敏性皮炎等。

牛蒡猪脚汤

【组成】牛蒡子 80g，猪脚 200g，姜 5 片，葱 5g，草果粉 5g，盐少许。

【制法】将牛蒡子根洗净切碎后与猪脚共煮约 4 小时，待猪脚煮烂后放入适量盐、葱、姜、草果粉即可。

【功用】清热解毒，利水消肿。

【适应证】咽喉肿痛，水肿脚气，体重乏力，皮肤瘙痒。

【现代应用】急慢性咽喉炎、慢性肾炎、脚气病、慢性疲劳综合征、过敏性皮炎等。

汽锅羊

【组成】肺心草 10g，羊肺 1 具，面粉 30g，姜 5 片，葱 5g，草果粉 5g，盐少许。

【制法】将冬季采集肺心草晾干后研细成粉末，装入羊肺中，用面粉封住羊肺口子，将羊肺置于汽锅中用蒸汽蒸熟，再加入姜、葱、草果粉、盐适量即可。

【功用】滋阴润肺，止咳平喘。

【适应证】咳嗽气喘，潮热盗汗，体虚消瘦。

【现代应用】肺结核、慢性支气管炎、营养不良、贫血等。

灌肠汤

【组成】猪大肠 100g，鲜鱼腥草根 25g，雄黄 5g，食盐适量。

【制法】将猪大肠洗净后用盐在肠表面抹匀，腌制一晚，次日将鱼腥草根和雄黄装入猪大肠内，用麻线扎紧后将大肠放入锅内，加水煮熟后捞起猪大肠切段即可。

【功用】清热解毒，祛风止痒。

【适应证】咽喉肿痛，皮肤瘙痒。

【现代应用】急慢性咽炎、荨麻疹、过敏性皮炎等。

皂角炖母鸡

【组成】母鸡 1 只，鲜皂角刺 120g，盐少许。

【制法】将母鸡去毛及内脏后洗净，把皂角刺洗净后剁成段填塞于鸡腹内，用针线缝合，放入锅中，加水适量，以微火炖煮鸡肉，炖熟后去掉皂角刺，加入适量盐即可。

【功用】益气养血，解毒消肿。

【适应证】面色萎黄，气虚乏力，疮疡不愈。

【现代应用】慢性疲劳综合征、骨结核、伤口久不愈合等。

第四节 壮族食疗养生简介

壮族主要分布在我国广西壮族自治区、云南省部分地区，是我国人口最多的一个少数民族，也是极具特色的民族之一。该民族多生活在雨水充沛、植被丰富的亚热带地区。饮食方面讲究地道食材，天然绿色。同时，因汉族文化对其的影响和渗透，饮食中也讲究"四气五味，药膳同源"。例如，壮族特色五色糯米饭就结合了四气五味的特点，五色对应五脏，不但使糯米颜色鲜艳好看，提高食欲，同时还有补气、健脾、养胃的功效。

三七汽锅鸡

【组成】柴鸡 1 只，三七粉 50g，枸杞 50g，葱、姜、盐适量。

【制法】将鸡肉切成小块，放入开水中余 3 分钟后，取出鸡肉摆放在汽锅中，加入枸杞、三七粉、葱、姜，烧开后调至小火熬制鸡肉熟透，加入适量食盐调味即可。

三七粉和鸡肉重量比例为 1∶100（500g 鸡肉，放入 5g 三七粉）。如家中没有汽锅，也可放入普通炖锅熬制。

【功用】温中补脾，补益肾精，活血化瘀，消肿止痛。

【适应证】气血亏虚，瘀血阻滞。

【现代应用】抗疲劳、抗衰老，预防高脂血症、高血糖、心脑血管等疾病。

骨碎炖猪腰

【组成】猪腰 1 只，骨碎补 30g，盐少许。

【制法】将骨碎补研末置入猪腰（猪肾）内，一同炖熟后捞起猪腰，切成 2 厘米大小的薄片后在汤内放入少许食盐即可。

【功用】补肾壮阳，强筋活血。

【适应证】肾虚腰痛，酸软无力。

【现代应用】腰肌劳损、风湿性关节炎、慢性疲劳综合征等。

盖浇糯米饭

【组成】糯米 200g，水淀粉 30g，党参 5g，大枣 10 个，白糖 25g。

【制法】将糯米洗净后放入大碗中加入适量水，蒸熟后反扣于盘中；党参、大枣煎煮后取汁，在滚烫的汁内加入适量白糖和水淀粉，搅拌均匀后浇于糯米饭上即可。

【功用】补肾壮阳，强筋活血，养心安神。

【适应证】体虚乏力，食欲减退，脾虚泄泻，心悸失眠，妇女脏躁。

【现代应用】慢性疲劳综合征、营养不良、贫血、功能性消化不良、慢性腹泻、失眠症、围绝经期综合征等。

四味乳鸽汤

【组成】乳鸽 1 只，川芎 10g，当归 10g，白术 10g，熟地 10g，黑糖少许。

【制法】将出生 1 周左右未长羽毛的乳鸽去毛剖净肚肠后腹内装入其余四味药，隔锅炖熟后加适量黑糖即可。

【功用】滋补气血，温养五脏，调经止痛。

【适应证】体虚乏力，倦怠懒言，月经不调。

【现代应用】慢性疲劳综合征、营养不良、月经不调、痛经等。

鹿蹄筋焖鸡肉

【组成】鸡肉 500g，鹿蹄筋 4 条，庆秀（三七根）30g，杜仲 10g，黄精 50g，水发香菇 75g，清汤 2000mL，姜 5 片，蒜 5g，葱 5g，草果粉 5g，盐、味精、料酒、小粉少许。

【制法】将火炮制过的鹿蹄筋放入锅中，加清汤 2000mL 先煮约 2 小时，再把三七根、杜仲、黄精、香菇、姜和鸡肉一起放入锅内用中火焖烂，起锅前加入蒜、葱、草果粉、味精、料酒、小粉、盐少许即可。

【功用】强筋壮骨，补精益血。

【适应证】腰腿酸痛，手足痉挛，疲乏无力，畏寒肢冷。

【现代应用】腰肌劳损、风湿性关节炎、慢性疲劳综合征等。

土瓜姜黄粥

【组成】山土瓜 15g，姜黄 9g，糯米 100g，红糖适量。

【制法】将山土瓜、姜黄加水煮成药汁，去渣后加入糯米煮成粥，再加入红糖适量，趁热食之即可。

【功用】清肝利胆，利水消肿，利湿退黄。

【适应证】胁肋疼痛，口苦咽干，腹大如鼓，目黄身黄，水肿脚气。

【现代应用】早期肝硬化、急慢性肝炎、慢性肾炎、脚气病等。

油炸鳝鱼

【组成】鳝鱼 500g，冬笋 50g，鸡蛋清 15g，食油 50g，酱油 10g，味精 2g，蒜 5g，姜 3 片，盐少许。

【制法】将食油烧开后先炸鳝鱼，炸至焦黄后放入冬笋、鸡蛋清、味精、酱油、食盐，加入适量水，焖至沸腾后起锅，再加蒜、姜适量即可。

【功用】益气补血，祛湿止痒。

【适应证】虚劳咳嗽，耳鸣耳聋，肠风痔漏，湿热身痒。

【现代应用】慢性咳嗽、面神经麻痹、痔疮、过敏性皮炎、皮肤瘙痒症等。

青蕨石茜蜜

【组成】蜂蜜 60g，石茜 100g，青蕨 120g。

【制法】将石茜、青蕨洗净后煎水约 1 小时，取汤汁兑蜂蜜即可。

【功用】清热解毒，活血止痛，收敛止血。

【适应证】血热出血，腹痛腹泻，大便带血。

【现代应用】各种出血、细菌性痢疾、急性肠炎等。

竹茹炖鸡

【组成】鸡肉 100g，甜竹茹 160g，姜、蒜、盐适量。

【制法】将甜竹茹洗净后与鸡肉一同加水炖 2 小时后起锅，放入适量姜、蒜、盐即可。

【功用】清心润喉，解毒利咽。

【适应证】舌尖红痛，咽喉肿痛，口燥咽干，心烦易怒，声音嘶哑。

【现代应用】急慢性咽炎、急慢性喉炎等。

小麦麻黄糯米粥

【组成】糯米 250g，浮小麦 40g，麻黄根 10g，白糖适量。

【制法】先将麻黄根煎煮约 30 分钟后去渣取汤汁，把糯米及浮小麦放入汤汁中煮成稀饭，起锅后加白糖适量即可。

【功用】补气养血，滋阴敛汗。

【适应证】自汗，盗汗。

【现代应用】多汗症等。

健脾茶

【组成】三七、山茶、白皮根。

【制法】按三七1份、山茶1份、白皮根2份的比例混合研粉，装入滤纸袋内，每袋5g，每次一袋，泡入沸水中，随时当茶饮之即可。

【功用】健脾消肿，活血通经，舒通血脉。

【适应证】脾虚水肿，不欲饮食，月经不调，筋脉拘挛。

【现代应用】高血压病、高脂血症、单纯性肥胖症、功能性消化不良、月经病、风湿性关节炎等。

核桃茯苓芝麻糊

【组成】茯苓粉2000g，黑芝麻1000g，核桃肉500g，红糖300g，蜂蜜300g。

【制法】将茯苓粉、黑芝麻、核桃肉研成细粉后置蒸笼内蒸熟后取出，放入适量糖和蜜拌匀后再蒸约30分钟后即可。

【功用】消食和中，健脾补肾，益气养血。

【适应证】食欲不振，肾虚腰痛，腰膝酸软，气虚乏力，面色萎黄。

【现代应用】功能性消化不良、腰肌劳损、脱发、白发、慢性疲劳综合征、营养不良、贫血等。

黄精白及糯米粥

【组成】糯米100g，黄精50g，白及30g，大蒜30g，白糖100g。

【制法】先把黄精、白及用文火煎煮约1小时后取汤汁备用，将大蒜捣成泥后与糯米搅拌均匀后用上述汤汁熬成粥，加适量白糖即可。

【功用】滋阴润肺，止咳化痰。

【适应证】低热盗汗，乏力纳差，面黄消瘦，咳痰不爽、痰中带血，胸闷胸痛，呼吸不畅。

【现代应用】肺结核、慢性支气管炎、慢性疲劳综合征、营养不良、贫血等。

凉拌海带

【组成】芝麻50g，海带250g，酸大蒜、葱、盐、酱油各适量。

【制法】将芝麻炒熟后研细成末，将海带蒸熟后切成丝，将大蒜、葱、盐、芝麻粉、酱油适量与蒸熟的海带丝一同搅拌均匀即可。

【功用】健脾养胃，润肤养颜，延缓衰老。

【适应证】食欲不振，皮肤粗糙，容颜早衰。

【现代应用】功能性消化不良、美容保健等。

第五节　彝族食疗养生简介

彝族主要分布在我国西南部的云、贵、川三省，多在亚热带湿润季风气候高寒区，其居住区域的地理环境和气候环境复杂，也正是因为多样的自然资源，使得彝族人民有着独特的饮食生活文化。例如"彝族跳菜"，它将彝族的饮食文化同音乐舞蹈相结合，用于喜事或丧事等重要场合，在跳舞的过程中把菜从厨房上到餐桌。遇喜事，则跳菜用于恭贺主人；遇丧事，则跳菜用于忘却悲伤。另外，在烹饪上，彝族人喜用辣椒、木姜子、花椒作为调味品，辣椒温中散寒、开胃消食，木姜子温中散寒、行气止痛、消肿解毒，花椒温中散寒、除湿止痛、杀虫、解鱼腥毒。这样的调味品，恰好可以去除长期居住在寒冷潮湿地区的彝族人身上的寒湿之邪等。

木瓜鸡

【组成】柴鸡 1 只，鲜木瓜 1 个，葱、姜、蒜、盐适量。

【制法】将鸡肉去毛洗净后切成带骨小块，将小块沥干放入热油锅同葱、姜、蒜一起爆炒，待鸡肉表皮水分炒出后加温水煮沸，加木瓜（依据个人口味不超过鸡肉总重的3%）适量、盐少许，煮熟后即可。

【功用】温中补气，化湿和胃，舒筋活络。

【适应证】气血亏虚，食少纳差，风寒湿痹，肢体疼痛。

【现代应用】营养不良、慢性疲劳综合征、风湿性关节炎、术后调护等

芫荽炒鸡蛋

【组成】芫荽（香菜）50g，鸡蛋 2 个，油适量，盐少许。

【制法】将芫荽洗干净切碎后放入碗内，打进鸡蛋搅拌均匀，加少许盐后置烧热的油内翻炸至两面黄即可。

【功用】止咳平喘。

【适应证】咳嗽咳痰。

【现代应用】急慢性支气管炎、慢性咳嗽等。

枸杞子煮牛鞭

【组成】牛外生殖器 200g，枸杞子 15g，食盐、生姜适量。

【制法】取公牛生殖器洗净后砍成小节，放入锅里加水适量，再加入枸杞子炖煮熟烂后放入食盐、生姜即可。

【功用】补肾壮阳。

【适应证】四肢不温，阳痿不举，遗精早泄。

【现代应用】男性性功能障碍、神经衰弱等。

附片狗肉砂锅煲

【组成】狗肉 1000g，熟附片 30g，生姜 150g，大蒜 50g。

【制法】将狗肉洗净切成小块，将姜、蒜洗净切成薄片后以备用。先将熟附片置砂锅中，加适量清水先煮 2 小时，后放入狗肉块、姜、蒜片，用小火炖至烂熟即可。

【功用】温阳散寒，壮阳益精。

【适应证】四肢不温，小便频数，阳痿不举，遗精早泄。

【现代应用】慢性肾炎、男性性功能障碍、神经衰弱等。

虫草鹌鹑汤

【组成】鹌鹑 5 只，虫草 20g，清汤 750mL，姜片、葱段、盐、胡椒粉、味精适量。

【制法】将虫草洗净，将鹌鹑宰杀后去毛去内脏，并洗净切块，放入大汤碗内并加清汤、姜片、葱段、盐，然后放在铝锅内隔水蒸炖 1～2 小时后，拣去姜葱，放胡椒粉、味精即可。

【功用】益气养血，强筋健骨，补脑益阳，填精益髓。

【适应证】体虚乏力，腰膝酸软，肾虚阳痿，肺虚久咳。

【现代应用】神经衰弱、慢性疲劳综合征、男性性功能障碍、营养不良、贫血、慢性咳嗽等。

鲤鱼跳龙门

【组成】羊肉 1000g，鲤鱼肉 1000g，生姜、韭菜、薄荷各 50g，党参 20g。

【制法】将羊肉、鲤鱼肉洗净后切为块，同生姜、党参一同入砂锅中煨熟后加入韭菜、薄荷即可。

【功用】补气壮阳。

【适应证】四肢无力，手足不温，头晕眼花，腰膝酸软。

【现代应用】营养不良、贫血、腰肌劳损等。

人参蒸甲鱼

【组成】甲鱼肉 500g，人参 25g，清汤 750mL，姜片、葱段、料酒、食盐、胡椒粉、味精各适量。

【制法】将人参用温水泡发后切片，将甲鱼肉切成块状后入沸水锅中煎煮约 1 小时，焯水后捞出放入大汤碗内，碗底放泡发后切片的人参，在碗内加入清汤，在甲鱼肉上加放适量姜片、葱段、料酒、食盐，将大汤碗上笼蒸约 30 分钟，拣去姜葱，放胡椒粉、味精即可。

【功用】大补元气，滋补肺肾。

【适应证】面色萎黄，食欲不振，腹胀便溏，久咳不止，咳痰清稀，气短而喘，声低懒言，乏力少气，面浮肢肿。

【现代应用】慢性疲劳综合征、营养不良、贫血、慢性支气管炎、慢性肾炎等。

开胃牛肉

【组成】牛肉 500g，草果 12g，陈皮 12g，砂仁 3g，胡椒 9g，盐少许。

【制法】将牛肉洗净切成约 4 厘米的薄块状，与草果、陈皮、砂仁、胡椒共炖约 2 小时，待牛肉熟烂后加盐调味即可。

【功用】温胃止痛，健脾消食。

【适应证】胃痛隐隐，绵绵不休，喜温喜按，泛吐清水，食少纳差，神疲乏力，手足不温，大便溏薄。

【现代应用】慢性胃炎、功能性消化不良、慢性疲劳综合征等。

黄精桐子鸡

【组成】鸡 1 只，黄精 50g，桐子 10g，花椒 10g，雪梨 50g，寄生 10g，叶下花 10g。

【制法】先将黄精、桐子、花椒、寄生、叶下花置锅内煎煮约 1 小时后取汤汁，将雪梨置鸡腹内包裹，用煎煮好的汤汁将鸡炖至熟烂即可。

【功用】滋阴润肺，止咳化痰。

【适应证】低热盗汗，乏力纳差，面黄消瘦，咳痰不爽，痰中带血，胸闷胸痛，呼吸不畅。

【现代应用】肺结核、慢性支气管炎、营养不良、贫血等

天麻蒸石蚌

【组成】石蚌 700g，天麻 25g，清汤 800mL，姜片、葱段、料酒、食盐、胡椒粉、味精适量。

【制法】将天麻用温水浸泡一夜后切片备用，将石蚌去皮、去内脏洗净后与天麻、姜、葱、盐、清汤齐放入大汤碗内，上蒸笼蒸约 1 小时后拣去姜葱，放入胡椒粉、味精即可。

【功用】平肝息风，止痉止痛。

【适应证】眩晕耳鸣，头目胀痛，面红目赤，急躁易怒，筋脉痉挛。

【现代应用】高血压病、紧张性头痛等。

猪蹄砂锅煲

【组成】猪蹄 1 只，砂仁 30g，羊耳朵花根 100g，黑果根 100g，食盐少许。

【制法】将猪蹄刮洗干净后备用；在砂锅内加砂仁、羊耳朵花根、黑果根，加水适量煎煮约 1 晚后，次日取汤汁将猪脚置于汤汁内煲至烂熟，放入盐少许调味佐餐即可。

【功用】强筋健骨，健脾养胃。

【适应证】腰膝酸软，四肢痉挛，腹胀纳差。

【现代应用】腰肌劳损、坐骨神经痛、功能性消化不良等。

油炸蚂蚱

【组成】蚂蚱 200g，小茴 10g，油 80g，盐少许。

【制法】将蚂蚱去脚和翅，用开水烫热后，下锅加油、盐、小茴煸炒至熟即可。

【功用】益气健脾。

【适应证】脾胃虚弱，腹胀腹痛，不欲饮食。

【现代应用】功能性消化不良、慢性胃炎、慢性疲劳综合征等。

椒盐鸡枞

【组成】鸡枞 500g，花生油 60g，精盐 10g，花椒盐 5g，胡椒粉 1g，麻油适量。

【制法】将鸡枞削皮洗净后用斜刀切为 5mm 厚片，在炒锅内注入花生油，将精盐均匀地撒入锅中，待油烧开后，把鸡枞下锅煎至两面黄后捞起入碗内平铺，在鸡枞上均匀地撒上味精、胡椒粉，再淋上麻油即可。

【功用】益气健脾。

【适应证】脾胃虚弱，腹胀腹痛，不欲饮食。

【现代应用】功能性消化不良、慢性胃炎、慢性疲劳综合征等。

糖心蛋

【组成】鸡蛋适量，鱼秆草 30g，奶浆藤根 30g，红糖少许。

【制法】将鱼秆草、奶浆藤根入锅内煎煮约 30 分钟后取出汤汁，把鸡蛋打入已澄清的汤汁中煮熟后，放入红糖即可。

【功用】滋补肝肾，补脑益髓，祛风通络，活血止痛。

【适应证】肾虚腰痛，腰膝酸软，四肢麻木，筋脉拘挛，心悸胸痛，遗精健忘。

【现代应用】腰肌劳损、风湿性关节炎、高血压病、高脂血症、动脉粥样硬化、冠心病、糖尿病、神经衰弱等。

香熏鱼

【组成】鲜鱼 1 条，檀香 1 把，姜、蒜、盐适量。

【制法】将一块已烧红的石头放置于木盆里，然后把去掉内脏的鱼放在石头上，在鱼腹及鱼身铺上姜、蒜后，把檀香点燃放盆中，并将木盆周围立刻围严熏蒸，檀香燃尽后再重复上述过程，待鱼熏熟后从木盆内取出，用淬水洗浴鱼身后洒上适量盐即可。

【功用】祛风避秽，解暑醒神。

【适应证】头晕眼花，四肢乏力，口渴耳鸣，汗出气喘，腹痛腹泻。

【现代应用】慢性疲劳综合征、中暑、急性肠炎等。

牛尾参炖猪肉

【组成】牛尾参 40g，猪肉 500g，盐少许。

【制法】将牛尾参和猪肉洗净后置于锅内一起炖熟，起锅后加入食盐少许即可。

【功用】益气补血。

【适应证】面色萎黄，倦怠乏力，体虚自汗。

【现代应用】慢性疲劳综合征、营养不良、贫血、多汗症等

白术煮羊肚

【组成】羊肚 1 个，白术 100g，姜、蒜、草果粉、盐适量。

【制法】将羊肚洗净切成细丝状后与白术一同煲煮，煮熟后放入适量姜、蒜、草果粉、盐即可。不可与桃李雀肉同食。

【功用】益气养血，健脾养胃，利水消肿。

【适应证】面色萎黄，气虚乏力，不欲饮食，水肿脚气，腹大如鼓。

【现代应用】慢性疲劳综合征、营养不良、贫血、功能性消化不良、早期肝硬化、慢性肾炎、脚气病等。

冬瓜赤豆糊

【组成】冬瓜 1 枚，赤小豆 500g。

【制法】先将冬瓜切下一盖子，取出瓜瓤，用赤小豆填放瓜中间，盖上瓜盖。用黄泥巴包裹住冬瓜，待黄泥巴阴干后用糯谷壳燃烧，将冬瓜煨熟，待火尽后剥去冬瓜外黄泥，将冬瓜切片，与赤小豆共焙干研末，并调成糊即可。

【功用】利水消肿，利尿通淋。

【适应证】水肿脚气，小便不利。

【现代应用】慢性肾炎、脚气病、早期肝硬化等。

箕荠刺汉炖猪蹄

【组成】猪蹄 2 只（约 1000g），箕荠根 300g，刺汉菜 200g，食盐少许。

【制法】将猪蹄刮洗干净，与洗净的箕荠根、刺汉菜一起放入砂锅内加水炖煮，待煮熟后放食盐调味即可。

【功用】强筋健骨，利水消肿。

【适应证】四肢麻木，手脚痉挛，水肿脚气，腹大如鼓。

【现代应用】维生素 D 缺乏性佝偻病、慢性肾炎、脚气病、早期肝硬化等。

枸杞笋丝肉

【组成】猪瘦肉 200g，枸杞子 100g，笋丝 25g，油适量，盐少许。

【制法】将猪瘦肉洗净后切成块备用；将枸杞子放锅内翻炒至略扁，加水少许后出锅；再将笋丝下锅加油炒熟后取出；在锅内加入适量水和调味品，倒枸杞子、笋丝、猪瘦肉于锅内煮至沸腾即可。

【功用】益气养血，滋补肝肾，活血化瘀。

【适应证】气虚乏力，腰膝酸软，四肢麻木，手脚痉挛，心悸胸痛。

【现代应用】慢性疲劳综合征、慢性肝炎、高血压病、动脉粥样硬化、冠心病等。

壁虎烤鸡蛋

【组成】壁虎60条，鸡蛋30个。

【制法】先将鸡蛋打通一个洞，将2条壁虎放入蛋内，再用草纸包好鸡蛋破洞处，外用黄稀泥包裹好整个鸡蛋，放在炭火上烘烤，先用武火将黄稀泥烤干后用文火烤至鸡蛋炸裂、壁虎酥脆为佳，去泥后取出鸡蛋即可。

【功用】消肿散结，活血化瘀，消痞除满。

【适应证】痈肿疔毒，心悸胸痛，腹胀腹痛。

【现代应用】高血压病、冠心病、功能性消化不良、颈淋巴结结核等。

第六节　佤族食疗养生简介

佤族主要聚居在我国西南部云南省。佤族地区盛产稻谷，并普遍种旱稻。佤族人的主食以稻米为主，也吃玉米、高粱、小红米、荞麦、豇豆、绿豆。菜蔬有竹笋、辣椒、冬瓜、南瓜、洋丝瓜、红豆、架豆、大豆、茄子、芋头等。佤族的主食制作法有三种，即熬稀饭、煮烂饭、煮干饭，每日两三餐不等。煮饭的大米是临时舂成的稻米，吃多少舂多少。佤族普遍喜欢食用米、菜、盐巴、辣椒等合煮的烂饭（介于干饭与稀饭之间，半干半稀的饭）。煮法是把米、青菜及盐巴、辣椒、肉（如有猪肉、牛肉）放进锅里一起煮，煮成烂饭即可，味道极为鲜美诱人。佤族的肉食主要来源于家庭饲养，有猪、牛、鸡，此外也有捕食鼠的习惯。一些地区的佤族还有捕食昆虫的习惯，更食用竹蛹、寄生于草本植物的红毛虫、扫把虫和寄生于冬瓜树的冬瓜虫等十余种。一般都把可食的昆虫与米一起煮成粥，加菜、盐，辣椒，香辣可口。

蒲公英炖母鸡

【组成】泥下陆审安（乌骨仔母鸡）500g，日背带（蒲公英根）100g，给泥（盐）少许。

【制法】将蒲公英的鲜根洗净切成段以备用，将母鸡去毛和内脏后洗净砍成小块，在锅里加开水适量，将蒲公英和母鸡一同放入锅内炖煮至熟烂后加少许盐即可。

【功用】益气养血，消肿散结。

【适应证】面色萎黄，体倦乏力，痈肿疔毒。

【现代应用】慢性疲劳综合征、营养不良、贫血、慢性肾炎、皮肤外伤久不愈合者等。

桑生红花蒸腰子

【组成】敲迪木（桑寄生尖）30g，格兰绕（红花万丈高根）50g，糯利（猪腰子）1个，审格劳（胡椒）7粒，给木（盐）少许。

【制法】将桑寄生尖、红花万丈高根鲜品洗净后切成段以备用，将猪腰子剁成肉泥盛在碗里，在碗里放入已经备好的桑寄生尖和红花万丈高根一起隔水蒸熟，放入适量盐、胡椒即可。

【功用】补益肝肾，强筋健骨。

【适应证】肾虚腰痛，腰膝酸软，四肢麻木，筋脉拘挛。

【现代应用】腰肌劳损、慢性肾炎、慢性肝炎、糖尿病、风湿性关节炎等。

鸡肉烂饭

【组成】乌骨子鸡 1 只，新谷米 200g，茴香叶 20g，青辣椒 50g，辣料、芫荽、葱、蒜、香子、薄荷、盐少许。

【制法】取鲜嫩乌骨子鸡肉，将鸡肉切成小块状和新谷米一起放入锅中煮，然后放入茴香叶、青辣椒、辣料、芫荽、葱、蒜、香子、薄荷、盐煮熟即可。

【功用】益气养血，健脾养胃。

【适应证】面色萎黄，体虚疲劳，气虚乏力，不欲饮食。

【现代应用】功能性消化不良、慢性胃炎、慢性疲劳综合征、营养不良、贫血等。

车前腰子汤

【组成】车前草 70g，猪腰子 2 个，姜、蒜、盐适量。

【制法】取车前草（鲜品或干品均可）洗净后放入锅内煎煮约 30 分钟后捞出车前草留下汤汁，猪腰子切成小块状，与姜、蒜一同放入汤汁内入锅炖煮，至腰子熟透后加入适量盐即可。

【功用】益肾壮骨，利水消肿，利尿通淋。

【适应证】肾虚腰痛，腰膝酸软，水肿脚气，小便不利。

【现代应用】腰肌劳损、急慢性肾炎、早期肝硬化、脚气病、尿路感染等。

木瓜腰子汤

【组成】比木果（野木瓜）1 个，糯利（猪腰子）1 个，姜、蒜、给木（盐）少许。

【制法】以上各味均为鲜品，将木瓜去外皮取果肉，与猪腰子同剁成肉泥，盛在碗里，在碗内加少许姜、蒜、食盐和冷水调匀后与木瓜和猪腰花一同隔水炖煮至熟透即可。

【功用】益肾壮骨。

【适应证】肾虚腰痛，腰膝酸软，多梦遗精。

【现代应用】腰肌劳损、神经衰弱等。

蟹肉炖猪蹄

【组成】当下（螃蟹）5～7 只，中利（猪蹄）500g，审格劳（胡椒）7 粒，给木（盐）少许。

【制法】捉拿螃蟹放养于桶里备用，取新鲜蟹肉，将猪蹄洗净后砍成小块，将胡椒、蟹肉捣烂后与猪蹄块一起放入锅里炖煮至猪蹄熟烂，再加入适量盐即可。

【功用】滋补肝肾，强筋健体，止咳平喘。

【适应证】头晕目眩，潮热盗汗，体虚乏力，肢体麻木，失眠多梦，腰膝酸软。

【现代应用】肺结核、慢性支气管炎、慢性疲劳综合征、失眠症、神经衰弱等。

血满幼鸽汤

【组成】血满草根50g，幼鸽2只，盐少许。

【制法】取血满草根鲜品，将其洗净后切片，将幼鸽除去毛和内脏，洗净后与血满草根混合剁成肉泥装进碗里，在碗里放入少许食盐，再加入少许冷水，调匀，隔水炖煮至熟透即可。

【功用】益气补血，美容养颜，强筋健骨，安神益智。

【适应证】面色萎黄，气虚乏力，四肢痉挛，心悸失眠，疲劳健忘。

【现代应用】营养不良、贫血、失眠症、神经衰弱等。

三根煮鸡肉

【组成】野丹参根60g，野白薯根60g，老茴香根100g，鸡肉50g，盐少许。

【制法】取野丹参根、野白薯根、老茴香根（鲜品）去掉地上茎和须根，洗净后切成约2厘米长短段，将鸡肉切成小块后，一起放入锅里加适量水炖煮，至鸡肉熟烂后加入少许食盐即可。

【功用】益气补虚，强身健体。

【适应证】久病体虚，四肢无力，精神萎靡。

【现代应用】营养不良、贫血、老年体弱或病后体虚之人调养等。

龙泥芭蕉炖猪肉

【组成】龙泥（家黄金）100g，象脚芭蕉心100g，猪肉150g，盐少许。

【制法】以上各味均为鲜品，将龙泥、芭蕉心洗净后切成小块，与猪肉混匀后一起放入锅里加适量冷水炖煮至猪肉熟透，加入适量盐即可。

【功用】补气健脾，利水消肿。

【适应证】倦怠乏力，不欲饮食，水肿脚气。

【现代应用】慢性疲劳综合征、功能性消化不良、慢性肾炎、脚气病等。

白参银珠蛋

【组成】白酒汁（糯米酒）200mL，鸡蛋1个，银珠4g，竹生白参20g。

【制法】将竹生白参、银珠、鸡蛋一同置锅内煎煮约1小时后取出鸡蛋，剥去蛋壳后将鸡蛋与白酒汁同煮约半小时后即可。

【功用】益气养血，祛风止痒。

【适应证】面色萎黄，皮肤瘙痒。

【现代应用】营养不良、贫血、荨麻疹、过敏性皮炎等。

代把崩猪肝串

【组成】代把崩（滴水芋叶柄）150g，东利（猪肝）200g，给木（盐）少许。

【制法】将滴水芋叶柄去皮切片，并用水揉洗透后将其煮熟，再剁成渣晒干备用；将猪肝切成片穿在竹枝上，用火炭将猪肝烤熟，将烤熟后的猪肝洒上剁成渣的滴水芋叶柄和适量食盐即可。

【功用】益气养血，养肝明目，利水消肿。

【适应证】血虚萎黄，夜视不清，目赤干涩，浮肿脚气。

【现代应用】营养不良、贫血、慢性肝炎、夜盲症、脚气病等。

第七节　回族食疗养生简介

回族食清真食品，因伊斯兰教在我国历史上亦称清真教故名。清真食品除清真菜系外，主要还有清真蛋糕、月饼、饼干、芝麻酥饼、夹心面包，清真牛、羊、鸡、兔、鱼肉罐头、肉干，以及豆制品、奶制品、糖果及面食等。传统面点如油香、麻花、干粮馍、糖酥馍、锅盔、馄馍、千层饼等，以炸、烙、烤、蒸见长，具有咸甜酥脆软、色泽分明等特点。回族主食中，面食多于米食，且面食作为回族喜爱的一种主食，其品种之多、花样之新、味道之香、技术之精湛，显示了回族人民的聪明才智。回族在饮食生活习惯中喜欢吃甜食，西北回族的甜食糕点统称为"哈鲁瓦"，有的地方叫"哈力瓦"，回族炸油香、撒子、花花一般都要放蜂蜜、红糖等。多数直接制作成甜食糕点，有糖馅的、枣泥馅的、豆沙馅的等。回族人喜欢吃羊肉，在整个菜系中羊肉菜占据相当重要的地位。据说全国回族当中共有一千多种羊配菜谱。在回族人看来，羊肉不仅有食用价值、经济价值，还有食疗作用，羊肉中含蛋白质、脂肪、糖、无机盐、维生素，对身体有补益作用，经常吃羊肉，可开胃健力、散寒助阳、益肾补虚。

鲜汁浇鲤鱼

【组成】天麻25g，川芎10g，茯苓10g，鲜鲤鱼1250g（每条重500g以上），酱油25g，绍酒45mL，食盐25g，白糖5g，味精1g，芝麻油25g，胡椒粉3g，水豆粉50g，生姜10g，葱10g，清汤适量。

【制法】将鲜鲤鱼除去鳞，剖腹除去内脏后，冲洗干净，从鱼背宰开，每一半砍成3块，每一块上剞3刀（但不要剞透），分别盛放在6个蒸碗内，鲤鱼头也分切成6份，分别放入以上6个蒸碗内。将川芎、茯苓切成大片，用第二次淘米水泡透；将天麻放入第二次淘米水中，浸泡4~6小时，捞出天麻，放在蒸笼上蒸透，趁热切成薄片待用。将天麻薄片、川芎、茯苓分成6份，每份4g，分别夹入各份鱼块中，然后放入绍酒、姜块、葱，兑上适量的清汤，上笼蒸30分钟。将鲤鱼蒸好，拣去葱、姜块，把鱼肉和天麻一起扣入碗中；另备一只碗，在碗里调入白糖、食盐、味精、胡椒粉、芝麻油、水豆粉、绍酒、酱油，将调好的汤料烧沸后打去浮沫，将汤汁浇在各份鱼肉的面上即成。

【功用】平肝息风，止痉止痛，行气活血。

【适应证】头痛眩晕，肢体麻木，惊厥抽搐，心悸胸痛。

【现代应用】高血压病、神经衰弱、冠心病等。

清蒸鱼首

【组成】鲜鲤鱼头 600g，天麻 20g，川芎 10g，茯苓 10g，葱 10g，姜 10g，精盐 5g，味精 3g，胡椒 2g，清汤适量。

【制法】将鲜鲤鱼除去鳞，剖腹除去内脏后，从鱼的 3/5 处开刀，鱼头留 2/5 从鱼嘴处开刀，冲洗干净，鱼头朝下，放大汤碗内。将天麻用第二次淘米水浸泡 4 ~ 6 小时后，捞出上蒸笼蒸透，趁热切成薄片；川芎、茯苓切成片，泡透。将天麻、川芎、茯苓放在大汤碗上加入葱段、姜片，加适量清汤，用盐、味精、胡椒调好味，蒸 30 分钟熟透后，拣去葱、姜，扣入大盘中。

【功用】平肝息风，止痉止痛，行气活血。

【适应证】头晕目赤，惊厥抽搐，心悸胸痛。

【现代应用】高血压病、冠心病等。

糯米梨

【组成】宝珠梨 3 个，糯米 50g，蜂蜜 50g，奶油 10g。

【制法】将宝珠梨削去外皮，从中间掏出梨核，将糯米淘洗干净，蒸至七成熟时加入蜂蜜、奶油并填入宝珠梨中，再放蒸笼中蒸 30 ~ 50 分钟即可。

【功用】润肺止咳，健脾和中，润肠通便。

【适应证】干咳无痰，痰少黏脓，久咳不止，胃寒腹痛，肠燥便秘。

【现代应用】慢性支气管炎、慢性胃炎、习惯性便秘等。

主要参考书目 ▷▷▷▷

　　[1] 秦竹，张庆芝，张胜. 舌尖上的中医［M］. 北京：军事医学科学出版社，2014.

　　[2] 倪世美. 中医食疗学［M］. 北京：中国中医药出版社，2009.

　　[3] 杨月欣，王光亚，潘新昌. 中国食物成分表［M］. 2版. 北京：北京大学医学出版社，2009.

　　[4] 杨月欣. 中国功能食品原料基本成分数据表［M］. 北京：中国轻工业出版社，2013.

　　[5] 秦竹. 给您的太太吃什么［M］. 昆明：云南科学技术出版社，2003.

　　[6] 秦竹. 给您的先生吃什么［M］. 昆明：云南科学技术出版社，2003.

　　[7] 秦竹. 给您的老人吃什么［M］. 昆明：云南科学技术出版社，2003.

　　[8] 胥筱云. 给您的孩子吃什么［M］. 昆明：云南科学技术出版社，2003.

　　[9] 孙长颢. 营养与食品卫生学［M］. 7版. 北京：人民卫生出版社，2012.

　　[10] 葛可佑. 中国营养学全书［M］. 北京：人民卫生出版社，2000.